心が楽になる
木式マインドフルネス

健一郎
Kenichiro Mogi

どんな人でも幸福になれる

どんな人でも幸せになれる、というのが現代科学の結論ではないでしょうか。

これまでは幸福とは主観的なもので科学的にデータをとりにくいものだとされてきました。しかし近年では、心理学、経済学、脳科学といった分野で科学的に研究されるようになりました。

たとえば、お金があるかどうかが幸不幸に関係するのかといった問題に関しては、「イースタリン・パラドックス」という説が有名です。この説を提唱したのがアメリカの経済学者リチャード・イースタリンだったことからそう呼ばれるようになりました。イースタリンは、1973年に一人当たりのGDP（国内総生産）が増加しても、国民の幸福度は必ずしも向上しないという論文を発表しました。

また40代の未婚女性と既婚女性、どちらが幸せかをアンケート調査したデータがあります。結果は、両者の間に差はほとんどありませんでした。つまりお金があるかどうか、結婚しているか、いないか、子どもがいるか、いないかといった外的な要因では幸せかどうかは決まらないのです。

では**何が幸福に関係するのかといえば**、心理的な要因ということになります。心理的な要因というとなにやら難しいことのようですが、そんなことはありません。**一言で言うと自分自身を受け入れ、「今、ここ」を楽しむことです。**

自分の持って生まれたものと、「人生何が起こるかわからない」という偶有性を受け入れることができれば誰だって幸せになれます。もう少し説明すると、自分の容姿や素質、性格、生まれ育った環境を受け入れ、偶然今のような人生になったけれど、それは必然だったのだと受け入れること。

ありのままの自分を受け入れるには、「マインドフルネス」の考えが非常に役に立ちます。マインドフルネスの考えでは、成功や目標を達成することよりも、その過程を味わい楽しむことに主眼が置かれます。普通は成功の向こうに幸せがあると思いがちですが、**マインドフルネスによれば成功しなくても幸せになれるのです。**

グーグルやアップルが取り入れている マインドフルネスとは

マインドフルネスとは、「今、ここ」で起こっていることに対して注意を向け、自分が感じている感情、思考を判断せずに冷静に観察している心の状態のこと。

もともと、仏教の瞑想の伝統から出てきたもので仏教用語の「サティ」の英訳。日本語では「感」「気づき」などと訳されます。近年は心理学や脳科学、認知科学の方からのアプローチが広がったことで、マインドフルネスの認知度が高まってきました。

さらにマインドフルネスを一種のブームに押し上げたのが、グーグルやアップル、メタ(旧フェイスブック)などのアメリカの一流企業がマインドフルな状態を維持するためにマインドフルネス瞑想を社内研修に取り入れたことでしょう。

人は1日6万回思考しており、ほとんどが自分の意思とは無関係に自動的に思考や感情がわいてきます。つまり思考や感情が自動操縦状態に陥って、無意識的に繰り返し同じことを考えたり、行動をしてしまったりします。こうした自動操縦状態を放っておくと、まだ起こりもしない未来に対して不安を感じたり、過去の出来事を思い出して後悔したりする時間が増えてしまいます。するとネガティブな考え方がクセになり、イライラや不安がつのりストレスを感じやすくなります。

このような悪循環を断ち切るために、マインドフルネス瞑想を行ったりマインドフルな状態に心を持っていくことで、心が静まり自動操縦状態から解放されるのです。

情報は木の葉が揺れているに過ぎない

今、マインドフルネスが注目されている理由はいくつかあります。ひとつは宗教的な悟りのためではなく、あふれる情報で飽和状態になった心を平静に戻すためというもの。

現代は情報があふれすぎていて、自分が本当は何を感じているのかすら、気づけなくなっています。インターネットやテレビなどで流れる情報のほとんどが、瑣末で自分の人生には関係のないものなのに、影響を受けてしまったりします。すると、その情報の方にばかり目が行ってしまい、自分にとって本質的な情報が何で、自分が何を目指してどう動けばいいのかもわからなくなってしまいます。

たとえば、インターネット上に既婚男性の生活がいかに悲惨であるか書かれていたとしましょう。小遣いが少ないとか、家に居場所がないためわざと残業をして妻子が寝静まったあと帰るようにしている、などの情報が載っていると、結婚が幸せなものだとは思えなくなってくる。それならば、結婚なんてしない方がましとなってしまう。これもある意味、情報に流されています。本当は結婚によって幸せになった男性だってたくさんいるはずなのに、面白おかしく書かれた情報ばかりが強調されてしまい誤った判断を招いてしまう。

ここでもし、マインドフルな心持ちで情報に接することができていたらどうでしょうか。あふれる情報をシャットアウトするのでもなく、いちいち反応するのでもなく、情報をただ感じてそのまま流れていくひとつの風景として眺めることができます。「今、私の人生の本質とは関係のない情報が流れている」と考えることができ、あふれる情報は木の葉がそよいでいるに過ぎないと思えるはずです。

マニュアルを超える生き方をしなければダメな世界になった

もうひとつマインドフルネスが注目を集める理由に、人工知能（ＡＩ）の問題があります。

たとえば将棋の世界では、人工知能がプロの棋士を破って勝利するということが起き始めています。そのことを受けて棋士の羽生善治さんが面白いことを言っていました。人工知能と戦う場合、定跡《じょうせき》（昔から研究されてきて最善とされる、決まった指し方）で指してしまうと勝つことができない。そこで素人の将棋にしか出ないような無茶苦茶な局面をわざとつくる。そうすると人工知能にはそれがわからないから、人間にも勝つチャンスが出てくる、と。

この話を聞いて僕が思ったのは、社会がこれだけ管理され情報過多になってくると、今までにない人生の局面をつくった人が一番創造的なのだな、ということです。

将棋の世界に限らず、人工知能は我々の生活に次々に入り込もうとしています。これまで人間にしかできないと思われていた仕事も、人工知能に取って代わられようとしています。

野村総合研究所とイギリスのオックスフォード大学で人工知能の研究を行うマイケル・オズボーン准教授らが２０１５年に日本の労働人口の49％が10年後から20年後にはＡＩやロボットに置き換えられる可能性が高いという調査結果を発表しました。調査結果によると、一般事務や受付係、建設作業員などマニュアルに従って作業することが求められる職業はＡＩに取って代わられる可能性が高いそうです。

医師や弁護士といった知能労働者も例外ではありません。

医療診断における60万件の医療報告書、１５０万件の患者記録や臨床試験、２００万ページに及ぶ医学雑誌の情報などを人工知能が分析すると、それぞれの患者にとって最適な治療ができることがわかっています。

法律の分野でもアメリカではすでに、裁判前の調査のために数千件の弁論趣意書や判例を精査する人工知能が活用されています。そのため、契約書専門、特許専門の弁護士の仕事はすべて人工知能によって行われるようになっています。

人工知能の発達により、今後、知性においては人間はコンピュータやロボットにはかなわなくなります。計算や記憶はもちろん、膨大なデータに基づく判断や、論理的な思考においても、人間はＡＩにはかないません。

今までのように、偏差値の高い大学に入って、一流企業の正社員になるというマニュアル的な生き方では通用しなくなっているのです。

こんな時代に人間に求められるのは、人工知能には難しく人間にしかできないことではないでしょうか。僕はそれは**クリエイティブな能力だと考えています。**

グーグルやアップルが社内研修にマインドフルネスを取り入れている理由は、まさに創造的に生きるためだといえます。実際に、これらの企業ではマインドフルネスを取り入れたことで、創造性が高まり次々に新しいアイディアが生まれるという成果も上げています。

マインドフルネスが私たちにもたらしてくれるもの

マインドフルネスの効果は、瞑想によって思考がクリアになることで**創造性が高まり、**

クリエイティブな発想が生まれやすいという以外にも、まだまだたくさんあります。

ネガティブな考え方のクセから抜け出すことや、**ストレス軽減の効果**も言われています。瞑想で集中力がアップして仕事のパフォーマンスが上がったという報告もされています。さらに自分が感じている感情や思考をありのままに受け入れることで、**情緒が安定し、人間関係もうまくいく**という研究報告もなされています。

本書では、マインドフルネスの考え方や本質を解き明かし、**マインドフルネスによっていかに幸福に生きられるか**を語っていきます。また**マインドフルネスを実践することで脳が物理的にどう変わっていくのか。そしてそのためには、日常生活においてどのようなことを実践すればいいのか**を具体的にお話ししていきたいと考えています。

目次

第3章 マインドフルネスで脳とカラダはどう変わるのか？

第4章　実践！　茂木式マインドフルネス …… 131

第1章　マインドフルネスの本質

脳のメンテナンスを行う
デフォルト・モード・ネットワーク

マインドフルネスとは、「今、ここ」で起こっていることに対して注意を向け、自分が感じている感情、思考を判断せずに冷静に観察している心の状態のこと。

このようにマインドフルネスについて「はじめに」で説明しました。それではマインドフルネスになると脳の中ではどのようなことが起こっているのでしょうか。

マインドフルネスな状態の脳は、「デフォルト・モード・ネットワーク」と呼ばれる神経回路が活発に働いています。脳の中には、「感情」や「運動」、「記憶」や「イメージ」といった、それぞれの働きを担う部位が存在しているのですが、「デフォルト・モード・ネットワーク」とは、それらをつないで束ねる中心的な役割を果たしています。

通常、人間の脳は何かを考えているときに、活発に活動しているものなのですが、この「デフォルト・モード・ネットワーク」だけは不思議なことに、本を読んだり勉強したり、何か特定のことに目的を定めて考えているときには活動が低下し、反対に無目的で何も考えていないときにだけ活性化しています。いわば脳がアイドリングしているときに、一番活発に働いていることがわかっています。

たとえば、瞑想や歩行禅（歩きながら禅を組むこと）などを行っているときは、ぼんやり座っていたり、ボーッと歩いていたりと、特に目的を定めて何かを考えているわけではないので、脳はアイドリング状態になっており、デフォルト・モード・ネットワークが活動しやすい状態になっています。そしてこのとき、脳のメンテナンスを行っているため、瞑想や歩行禅などでマインドフルネスになると頭がすっきりとするのです。

脳のメンテナンスが行われることで、気づきを得られたり、ストレスが解消したり、前向きに生きられたり、創造性が高まったり、コミュニケーションがスムーズにいったりします。デフォルト・モード・ネットワークは、いろいろな良い性質があらわれるひとつの鍵となる回路だといわれています。

夏目漱石の小説『三四郎』には、「ロマンチック・アイロニー」という言葉が出てきます。主人公の三四郎が、一人で街中を歩いていると、友人の与次郎に出くわします。与次

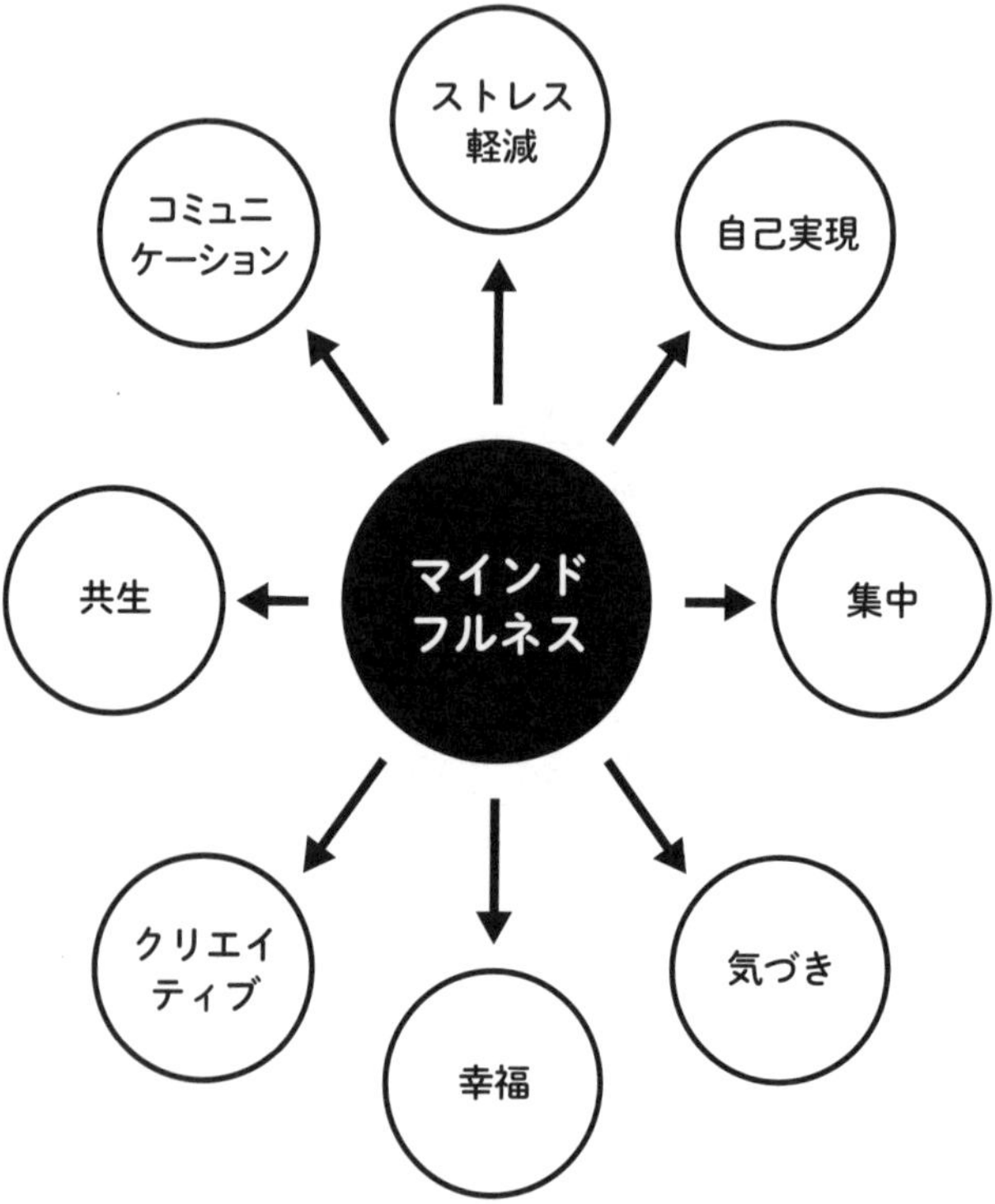
ストレス
軽減
自己実現
集中
気づき
幸福
クリエイ
ティブ
共生
コミュニ
ケーション
マインド
フルネス

郎は三四郎の表情を見るなり笑い出し、「もう少し普通の人間らしく歩くがいい。まるでロマンチック・アイロニーだ」と言います。

しかし、三四郎には「ロマンチック・アイロニー」の言葉の意味がわからない。しかたがないので曖昧に笑ってその場をやりすごし、急いで図書館で意味を調べてみると、ドイツの哲学者シュレーゲルが唱えた言葉だと知る。そこには、天才とは、目的もなく終日ぶらぶらしていなければならない、ということが書いてある。それを「ロマンチック・アイロニー」と呼ぶことを知って、三四郎は安心します。

この「ロマンチック・アイロニー」も、「デフォルト・モード・ネットワーク」が働いているマインドフルネスな状態だといえるでしょう。つまりマインドフルネスとは、「デフォルト・モード・ネットワーク」の活用ととらえればいいのです。

ブーム到来⁉　マインドフルネス

今、マインドフルネスは、日本では大々的なブームとはいかなくても一種のブームになっていることは確かです。書店に行けば、翻訳本を含め数々のマインドフルネス本や関連書籍が並んでいます。

それにもかかわらず、マインドフルネスとは何のことかいまひとつわかりづらいと感じている方も多いのではないでしょうか。

マインドフルネスと一言で言っても、本によってさまざまな視点から書かれていたり、読む方も自分の都合のいいところだけを拾ってきて解釈してしまうところがあるからだと思います。くわえてマインドフルネスがいまひとつ日本に浸透していないことと、個人個人によって理解度のレベルが違うところに問題があるのでしょう。

マインドフルネスの説明としては、「自分の中や周囲で起こっていることを判断しないで、ただそのまま受け入れること」というのが一番シンプルな説明です。ですが、それが何を意味するのかは人によって理解度の深さや広さが違っていると思います。

たとえば、トップアスリートにマインドフルネスの話をすれば、マインドフルネスという言葉は知らなくても「ああ、あのことか」と一瞬で理解するでしょう。オリンピックで金メダルをとるような選手は、知らず知らずのうちにマインドフルネスを実践しています。

アメリカの心理学者であるミハイ・チクセントミハイが提唱したフローという概念があ

ります。そのときにやっていることに対して、**完全にのめり込んでいて集中しているけれどもリラックスした状態**のことです。フロー状態であるとき人は最大のパフォーマンスを発揮します。**実はマインドフルネスとは、このフローの状態に近いといえます。**だからトップアスリートは、言葉ではなく感覚でマインドフルネスを理解することができます。

トップアスリートに限らず、クリエイティブで人間関係もうまくいっていて、ストレスなく生きていられる人も瞬時に理解できるでしょう。今まで自分がやってきたことがマインドフルネスという言葉になって説明されている、と。そしてマインドフルネスという言葉が与えられたことで、今までやってきた習慣をさらに深められると確信するでしょう。

ところが、コミュニケーションもうまくいかず、創造的にもなれず、ストレスばかりがたまっている人――おそらく、多くの人がこの状態ではないでしょうか――にとってはまずマインドフルネスの説明で使われる言葉がなかなかわからない。言葉としては理解できても、感覚として理解するのは難しい。

本書ではそのような人を対象にして、わかりやすくマインドフルネスを説明したいと考えています。たとえば自分との対話をするにはどうすればいいのか、自分の心を的確にとらえるには、メタ認知（自分自身を外から見ているかのように客観的に見つめる）できるようになるには、といった**マインドフルネスを自分のものにする基本の習慣を一緒に学んでいきましょう。**

1日の半分は注意散漫、さまよう思考

会議中に、つい締め切りが迫った仕事のことを考えてしまって、上司の言葉が耳に入らない。読書をしている間も、今悩んでいることを考えてしまって、同じ文章を何度も読み返している。仕事中に、ベランダに干しっぱなしにしてある洗濯物のことを考えてしまって仕事に集中できない。

このような思考のさまよいを日常的に経験している人は、多いのではないでしょうか。というよりも、むしろこのような状態を経験したことがない人はいないのではないか。このような思考のさまよいを認知科学では「マインド・ワンダリング」と呼んでいます。

２０１０年にハーバード大学の心理学者マシュー・キリングスワースらは、２２５０人を対象にしてマインド・ワンダリングの調査を行いました。調査結果によると、マイン

ド・ワンダリングの状態は、生活時間の47％を占めていることがわかったという。つまり起きている間の半分近くの時間、思考をさまよわせ続けているというのです。

マインドフルネスは満遍なく、いろいろなことを感じている状態なのですが、マインド・ワンダリングは、ごちゃごちゃして整理できていない部屋みたいに頭の中が整理できていない状態です。意識が心ここにあらずの状態になり、目の前の作業とは無関係なことを考え始めることで生じます。「あ、あれも気になる。今度はあっち」というように非常に気が散った状態で、その状態はストレスを感じやすく幸福度を低下させるというデータもあります。

ところが、瞑想をすると思考のさまよいから解放され、マインドフルネスな状態を維持することができることが研究によってわかっています。

ただ僕自身は、いわゆる瞑想にこだわる必要はないと思っています。

確かに、マインドフルネスの状態がどのようなものかを理解する上では、瞑想は有効でしょう。しかし、それは唯一の方法ではないし、常に瞑想しなければならないわけでもありません。むしろ、一度内的感覚をつかんでしまえば、あとは日常生活で対応できます。

ネットから受ける感情を良いものに設計しなおす

自分の心の置き方は、圧倒的に多くの時間を占める日常生活の中でその質を高めることができます。

詳しくは4章で述べますが、歩いたり走ったりすることで、マインドフルネスの状態を内的につかむことは可能です。歩いたり走ったりする以外にも、自分の心の動きとなるべく響きあうようなことをすればいいのです。

たとえばネットサーフィンをやっているときなどは、マインド・ワンダリングに陥りやすい状況にあるといえます。何も考えずにネットサーフィンをしていると、芸能ニュースなど自分とは関係がないものでもつい見入ってしまうものですが、そういう情報ばかりを頭に入れていくとざらついた時間を過ごすことになるでしょう。そうではなく、自分が興味を持って調べていることならば、思考はさまようことなくマインドフルな時間を持つことができます。

僕はインターネットに流されて脳の中がマインド・ワンダリング状態にならないように、見たいサイトはリスト化しています。そうすることで、世界を自分にとって居心地のいいマインドフルな場所につくり変えています。『人生がときめく片づけの魔法』の著者の近藤麻理恵さんではないですが、**「心がときめく」サイトだけ選んで見るようにしています。**

ニュースサイトなら、ニューヨーク・タイムズ、エコノミスト、ＢＢＣニュース、ハフィントンポスト。そのほかのサイトではBuzzFeed（政治、ＤＩＹ、動物、ビジネスなど幅広いトピックを網羅するサイト）。ツイッターだとハリー・ポッターシリーズの著者であるＪ・Ｋ・ローリングさんなど何人か気に入った人のものをフォローして読んでいます。

インターネットは本当に気をつけないと、ついつい入ってくるものに引きずられて思考が迷走して気分が悪くなります。ですので、ネットサーフィンしている時間をマインドフルな時間にできるように自分で設計していかないといけないと思います。

自分が見るべきサイトをリスト化することも大事ですが、たまにはインターネットをまったく使わない日を設けることもいいマインドフルネスな過ごし方になるでしょう。

シックスセンシズというリゾートホテルがあります。モルディブ、タイ、ベトナム、オマーンなどにリゾートを展開する、自然環境と地域社会との共生に配慮したラグジュアリーリゾートです。ここでは非日常体験を楽しむために「ノー・ニュース、ノー・シューズ」をコンセプトにしています。リゾートに入るときに靴を脱いで、滞在中は一切履かない。**インターネットにもあえて接続できなくして、新聞も置かない。そういう空間でマインドフルの状態をつくるのです。**

ホテルに滞在している何日間かでも情報が遮断されると、かなり頭がすっきりとします。そして日常に帰ったらインターネットや新聞などの情報を遮断するというのは不可能なので、流れてくる情報をフィルターにかけて自分が嫌な気分にならない情報を入手するようにすれば、シックスセンシズにいるときと同じような気分になれるはずです。

食事の時間は自分と対話して決める

自分が今、ここで何を感じているか。

現代人は忙しすぎるため、自分が感じていることに鈍感になっています。鈍感であるがゆえに、自分が本当に疲れていることに気づかずに放っておいた結果、大きな病気になっていたり、多大なストレスをため込んでいたりします。

それもこれも自分との対話ができていないためです。自分と対話できれば、自分の心の声に気づき、ストレスフリーのマインドフルな状態で生きることができます。

しかし、一体どうすれば自分との対話ができるのでしょうか。

マインドフルネス瞑想のひとつに**「レーズン・エクササイズ」**というものがあります。簡単に言ってしまえば１粒のレーズンを時間をかけて味わって食べるというものです。

やり方は簡単です。

一、まず、１粒のレーズンと、静かに集中できる環境を用意すること。
二、次にリラックスできる姿勢で椅子などに腰かけます。
三、レーズンを手に載せてじっくり観察しましょう。
どんな色なのか？　どんな形なのか？　表面の質感なども細かく見てみましょう。

指で触ってどんな感覚があるか探ってみます。柔らかいのか？　ベトベト、ざらざらしているのか？

今度は嗅覚で確認してみます。レーズンを鼻に近づけて匂いを嗅いでみる。甘い匂いか？　甘酸っぱい匂いか？

四、レーズンを食べてみましょう。

すぐに噛《か》み砕いてしまうのではなく、まずは舌の上に置いてみます。舌にレーズンが載っていることで口の中に広がる風味はどうか？　ざらつきを感じるか？

ゆっくり噛んでみる。味、噛みごたえ、噛んだときにはじける香りと唾液、舌の上で皮が剥がれる感覚。噛んでいくにつれ、少しずつレーズンが細かくなっていく様を感じる。

十分味わったと思ったら、ゆっくりレーズンを飲み込みます。レーズンがのどを通り、胃の中へ落ちていく感覚を感じましょう。

以上がレーズン・エクササイズです。一から四までを10～15分かけてゆっくり行いましょう。

このエクササイズを続けると、五感が研ぎすまされ、今、ここで何を感じているかに気づくことができます。つまり自分との対話ができるようになります。

時間をとってエクササイズで鍛える以外にも日常生活でも、自分との対話力は磨けます。

ひとつは**食事を摂るタイミングです。**昼食は会社のお昼休みの時間がどうしても決まっているので難しいかもしれませんが、食事とは本来、自分と対話していつ食べるべきか決めるもの。今はまだお腹が空いていないな、と思えば12時に食べる必要はないし、本当にお腹が減っていれば11時に食べてもいいわけです。昼食にやるのが難しいなら比較的時間に余裕のある夕食や休日に、自分のお腹の空き具合に耳を澄ませて摂るようにする、というのがマインドフルな食事の仕方です。

マインドフルなデートの仕方というのもあります。そのときに自分たちがしたいことを感じて、いいなあと思うことをやればいいのです。マニュアルに則ったデートだと、まずレストランでシャンパンを飲んで、食事が終わったら夜景を見る、みたいに粗筋が決まっていて、自分が今、ここで感じていることに向き合う必要がなくなってしまいます。それはとてももったいないことだとは思いませんか。

予期せぬことを楽しむ

営業をやっている人ならたいていの人が知っているという、有名な話があります。

アフリカに靴を売りに行くセールスマンの話です。

靴を販売するセールスマン二人が現地調査をしにアフリカへ行きました。現地についた二人を驚かせたのは、その国では靴を履く習慣がなかったことでした。みんな裸足で生活しています。

それを見た一人のセールスマンは、上司に次のように報告しました。

「部長ダメです。誰も靴を履いていません。この国では市場はありません」と。

もう一人のセールスマンは、「部長、この国では靴がたくさん売れますよ。誰も靴を履いていませんから、市場は無限大です！」と言ったそうです。

この二人のうちのどちらがマインドフルネスな考え方をしているかというと、後者のセールスマンです。彼はアフリカに行って誰も靴を履いていなかったという予想外の出来事を楽しんで受け入れました。一方で前者のセールスマンは、市場がないと嘆いていました。

予想できないことがあると、うろたえたり、不機嫌になったり、パニックになる人は、マインドフルネスではありません。

もうおわかりになったと思いますが、マインドフルネスとは、予期せぬ状況が起こったときに、それを受け入れ楽しむことができることなのです。

こういう言い方もできます。旅行でも人生でも何に対しても計画を立ててその通りにしようとする人はマインドフルネスとは程遠い、と。計画を立てる人は、全部意識で何とかしようとする、いわば意識中心主義です。ですが、世の中には意識して思い通りにしようとしても、どうにもならないことの方が多いものです。

僕が思っているマインドフルネスのイメージは、庭づくりに一番近いと思います。庭づくりは、人間の手で手入れをすることと、自然の力——天候や植物自身が持つ力——の両方がないとうまくいきません。

意識と無意識の関係とは、この庭づくりに近いと思います。意識とは人間の手で庭の手入れをすること。無意識とは自然の力に委ねること。意識の方でいろんなことをしても、最後は無意識の方の力がないとどうにもならないということです。**無意識に委ねる気持ちがマインドフルネスな生き方なのです。**

欲をかかない人が一番多くを得る

マインドフルネスは仏教の伝統の中から出てきたものなので、私利私欲にこだわるのはよくないという考えがあります。

少し前までは、市場経済の中でみんなが自分の利益や欲望のために競争することがいいことだという考えが前提で世の中は動いていました。しかし、世の中をよく観察してみると、実は**成功している人ほど欲がない**ようです。無欲というか、自分のことに対してこだわりがないというか。そういう人が一番、クリエイティブな仕事をしています。

逆に自分はこうなりたい、という気持ちが強くあって強欲な人は、とりあえずは成功するけれど、二流止まりという印象を受けます。

僕は欲が強すぎない人が、一番多くのものを得るのではないかと思っています。世の中がＩＴ社会になってからだんだんとその傾向が強くなってきているようです。

強欲さには、ネット社会では広がりにくいという性質があります。たとえば、以前に比べると広告や宣伝が効果を発揮しなくなってきたと聞きました。むしろ、インターネットの口コミなどで高い評価を受けた商品の方がうけるようになったと。また、フォロワーが多くつくようなツイッターは、自己アピールが少なく押しつけがましくないというのも特徴であるようです。

それはインターネットの検索エンジンでもいえることです。グーグルが出てくる以前は、カテゴリー検索が主流でした。ウェブページを検索するには、情報をコンピュータやビジネス、スポーツや美容・健康などといった種類ごとにまとめた上で検索を行うサービスを使うのが、一般的だったのです。また検索画面には、ポップアップ広告などが載っていました。

ところがグーグルの検索エンジンは、直接検索したい文字を入力するスタイルを採用した。そして検索の画面には何の広告も載せなかった。そういうものが受け入れられる時代なのです。繰り返しますが、欲望から解放されたシステムや人が一番大きな利益を得られるようになったわけです。

ネット社会になったことで、一般の人たちの口コミが多く収集できるようになると、広告や宣伝が企業からの一方的な押しつけのように感じるのだと思います。それよりも、企業とは関係のない口コミの方が、どこにもおもねる必要がないので信頼できるというわけです。

そういうネット社会の性質と、**欲を捨てるというマインドフルネス**が合っているため、グーグルやアップルなどの先端企業がマインドフルネスに注目しているという側面もあるのではないでしょうか。

ぶらぶら歩いて気になった店にふらりと入ってみる

マインドフルネスの考え方のひとつに、「判断しない」というものがあります。

この「判断しない」は、お昼に何を食べようか選ばなければいけないけど、決めないというのとは違います。**価値の判断をしないという意味です。**

子どもが騒いでいても、「うるさいな」と判断しない。ただ、「ああ、子どもが泣いているな」と受け入れるだけです。でも、これが現代人にとっては難しい。それというのも、現代人は何に対してもすぐに判断をするクセがついているからでしょう。

食べ物の話で例えると、今はインターネット上でレストランの評価がされていて、ここは星三つとか五つとなっています。すると、それを見た人は実際に食べに行って味を確かめる前にある程度、そのレストランの価値を判断してしまいます。さらに実際に評価の高いレストランに行って食べて、インターネット上で誰かが判断を下したように自分も「これは星五つだな」とすぐに判断したがります。

評論家の小林秀雄は、これとはまったく違う食べ方をしました。小林秀雄が生きていた時代はインターネットなどはありませんでしたが、評判の店というのはありました。しかし彼はそういった口コミは気にせず、街をぶらぶら歩いて自分が気になった店にふらりと入ったそうです。

そして店の主人の顔を見て「なんかうまいものあるかね？」と聞いて、それを出してもらっていたと聞きます。店の主人に全部を委ねているという態度なのですね。その店でその日に仕入れたものの中で何がおいしいのかは、店の主人が一番よく知っているのだから、そこで任せて出てきたものを味わうという。前述したマインドフルネス瞑想のレーズン・エクササイズを実地でやっているような感じでしょうか。

インターネットの情報過多がマインドフルネスにとっての敵になっているというのは事

実だと思います。ですから、マインドフルネスになりたかったら、手探りで自分の感覚を磨いていくしかありません。

『かくれ里』などの著書で知られる随筆家の白洲《しらす》正子は、骨董や古美術に造詣が深かったのですが、それは美術評論家の青山二郎に大いに鍛えられ審美眼を磨いていったからです。感覚を鍛え、自分を鍛えるのは難しいし、手間もかかりますが、それをやらないと自分の身にはつきません。またマインドフルネスとは自分のことだけではなく、相手から受け取れるものをちゃんと受け取るという意味も含んでいます。

どんな変化にも対応できる柔軟性もマインドフルネス

マインドフルネスとは、サッカーでいうところのリベロに似ています。リベロとは、ゴール前の守備を主としますが、攻撃にも自由に参加する選手のことです。何が言いたいのかというと、柔軟性があるということ。**過去の自分の経験からも、ルールや習慣からも自由になるのがマインドフルネスの精神です。**

恋愛にたとえると、いつも似たようなダメ男とつきあっている女性というのはマインドフルネスからは遠いわけです。自分が感じているさまざまなことに目を向けているのではなく、ある決まったやり方に入り込んでしまっているから。ダメな男とつきあうには、相手にひたすら尽くすなどある決まったやり方さえしていればいいので楽なのです。

相手がダメ男でなくても、いつも似たような人とつきあっている人も同じことが言えます。私はこういう感じの人が好きだとか、こういう会話の流れならうまくいくとか。自分の中で仮説をつくって、その仮説に当てはまらない人は恋愛対象外だと思い込んでいるということ。しかし仮説をつくってしまうと、自分が本当に感じていることからはどんどん遠ざかっていってしまいます。

ギグ・エコノミーという働き方があります。企業に入社して毎日同じところに通うという働き方ではなく、単発の仕事を一回一回請け負う形の就業形態です。

たとえば、僕が本を出版する場合は編集者の方と何度か打ち合わせをして本の構想を練り、それを基に執筆していきます。そして原稿があがったら、編集者がチェックして、字詰めなど本のレイアウトを決める人がいて、写真やイラストを担当するカメラマンやイラストレーター、装丁をするデザイナーがいる。レイアウトが決まったら、印刷所に回されて校正刷り（ゲラ）ができて校正者、編集者、僕のチェックが入ってから1冊の本ができあがります。本が形になると、1冊の本をつくるために集まった人々は解散していき、またそれぞれ違う仕事に入っていきます。

このように働く相手が変わり、働く環境も変わり、文脈も目的も必要なスキルも変わるという変化の多い働き方は今後次々にひろがっていくと予測されています。その中にあって、柔軟性というのはますます重要になっていくでしょう。

脳の中を断捨離する

マインドフルネスの起源は仏教なので、**欲望や雑多なものを絞り込んでいった先にあるもの**と解釈していいと思います。不要なものを断ち、捨てて、執着から離れるという断捨離に近い考えです。

ただ、雑多なものを絞り込んでいくためには、**もともと何もない人よりもいろいろな経験があった方がいい。**というのは、脳は雑多なものをいろいろ取り入れてたくさんの回路をつくってから絞り込んでいく方がより創造的になれるからです。

欲望を持ち、あれこれと悩み、さまざまな経験を積んだ人が、そこから本当に必要な要素以外をどんどん刈り込んでいくというイメージに近いと思います。「鉄道にしか興味はない」というよりも、「鉄道も好きだけど、音楽も好きだし、運動も好き」という方がいい。そういう雑食性というか、**ノイズがあって、その中でいろいろ刈り込んでいった結果、スーッと自分に戻っていくのがマインドフルネスのコンセプトです。**

この章の冒頭でデフォルト・モード・ネットワークは脳のメンテナンスを行う働きがあると述べましたが、それは多様な経験があってはじめて働くものだという意味です。そもそも少ない経験では脳を整理してメンテナンスを行う必要もありませんから。

脳のデフォルト・モード・ネットワークを働かせてマインドフルネスな状態になるには、欲望も悩みも含めていろいろな経験をしていただきたいと思います。

フランス語に「エスプリ・ド・エスカリエ」という言葉があります。

パーティを終えて帰るときに、階段のところで、「パーティでは、ああすればよかった。こうすればよかった」と思うことをフランス語で「エスプリ・ド・エスカリエ」、階段の後知恵というそうです。パーティでいろいろな経験をしたあと、頭の整理をしているときに「ああ、そういうことだったのか」とわかるのが、階段の後知恵ですが、マインドフルネスも階段の後知恵といってもいいかもしれません。

「私の中に怒りの感情がある」と一歩ひいたところから観察する

たとえば、あなたは今怒っているとします。このとき、「イライラする！」「まったく頭にくる！」と浮かんでくる感情にまかせている状態です。お腹が空いているときも、「お腹が空きすぎて倒れそう」「早く何か食べたい！」と思うでしょう。

ところがマインドフルネスの考え方では、感情にまかせたりはしません。怒っているなと感じたら、「私の中に怒りの感情がある」と言う。お腹が空いたら「お腹が空いているという感情がある」と思う。欲望がわいてきたときも「私はあれが絶対に欲しい！」と思うのではなく、「私の中に欲望という感情がある」と言う。

「〜という感情がある」と自分の感情を冷静に「観察」することで、むきだしの感情からワンクッション置くことができます。これは脳科学でいう「メタ認知」です。**メタ認知とは、自分自身を外から見ているかのように客観的に見つめること。メタ認知ができるだけで、日ごろのストレスをだいぶ減らすことができます。**

ではいったいどうすれば、メタ認知ができるようになるのでしょうか。

大事なのは、自分が今、どう感じているかを客観的に見つめ意識することです。イメージとしては、「自分がいる場所よりも少し上空にもう一人の自分がいて、自分のことを見ている」と考えてみてください。まるで幽霊のように自分からスーッと抜け出して、自分のことを近くから見ているもう一人の自分です。このようなイメージのもと自分が何を感じているのか冷静に観察してみましょう。

怒っているときの自分はどんな様子でしょうか。「興奮している」「イラついている」「目が吊り上がって、目の前にいる人に声を荒らげている」など、いろいろな自分が見えてきます。すると、もう一人の自分は冷静ですから、こんなに声を荒らげている自分はみっともない、恥ずかしいという感情も同時にわいてきます。このようにもう一人の自分が、怒っている自分を冷静に観察できればメタ認知ができたことになります。

メタ認知が無理なくできるようになると、しだいに感情にまかせずに冷静でいられるようになります。そして冷静な自分はたとえ怒りの感情を一瞬感じたとしても、すぐに「私の中に怒りの感情がある」と受け止めることができるようになります。

「所有」ではなく「経験」にこそ意味がある

「欲が強すぎない人が、一番多くのものを得る」というお話を前述しました。欲望が強すぎる人は、「私」という主語が立ちすぎるためあまり幸せにはなれません。マインドフルネスのもととなった仏教の教えでも欲望に囚われた人は、それを満たしても結局また新たな欲望が出てきて、無限の欲望の連鎖の中で苦しむ、といわれています。

そして欲望とつながっているのが「所有」です。所有にこだわらないことも欲望同様、幸せにつながっています。

今の若者は、車を持たない、ブランド品には興味がないなど所有にこだわらなくなってきています。若者の欲のなさを覇気がなくなったとか、無気力であると評する人もいますが、僕はよい傾向だと思っています。

無気力ではなく、「私が何かを持ちたい」という欲望の追求とは違うアプローチで世界を見ているのではないでしょうか。たとえば、美しい庭があったら、その庭を買い取って所有したいと思うのではなく、庭というものを経験するだけで幸せだと思っている。

庭を経験するとは、美しい庭を観賞したり、ひとときの時間を過ごしたりすることです。

つまり「所有」ではなく「経験」を大切にする生き方です。旅行なども所有ではなく、経験することで人生が豊かになっていくものの代表でしょう。


以前、取材で長次郎の黒楽《くろらく》茶碗でお茶をいただいたことがあります。その茶碗は、茶の湯の大成者である千利休《せんのりきゅう》が当時（安土桃山時代）を代表する陶芸家である楽 長次郎につくらせたものです。ろくろを使わず、指先だけで整形する「手捏《てづく》ね」の手法を用いてつくられた独創的な造形は、千利休の侘びの思想が濃厚に反映されており、独特の価値観を醸成したといわれています。

僕がお茶をいただいたときは、長次郎の茶碗であることは伝えられず、さりげなく出されました。おそらく、僕をテストしていたんじゃないかと思います。何も知らない僕はその茶碗を口にあてた瞬間に「うわぁっ、なんだこれは！」と戦慄が走りました。何かはわからないけど、この茶碗は普通じゃない、と思ったのです。

そのときに経験したことは、今でも鮮明に僕の中に残っています。だから僕は長次郎を所有する必要はなかった。長次郎でお茶を飲んだという経験だけで十分幸せだったのです。ちなみにもし、所有したいと思っても到底手が出るものではありません。おそらく億単位の価値のあるものですから。

決めつける人は自分に対しても決めつけをする

何でも決めつける人は、マインドフルネスではありません。

人を判断するときに、年齢や肩書で見る人は非常に多いです。説教好きの会社の上司などでよくいるのが「やっぱり、女は20代までに結婚するのが一番いい」とか「男の本当の価値が認められるのは40過ぎてからだ」などと決めつけて言う人です。

そういう人は、自分自身も他人をも不自由にしています。なぜかといえば、決めつける人の発言は、実はその人がそこで実際に感じていることではないからです。「10代はこう、30代はこう、40代はこう」という固定観念があって、それに従ってただ発言しているだけ。そういう発言は根拠もないし、言っていて意味がないし、創造的でもありません。

おそらく、子どものころから自分の気持ちよりも、何歳になったらこうすること、という教育を受けてきたのでしょう。**マインドフルネスな生き方をするうえで一番大事なのは、ボーッと観察して判断をくださないことです。**

たとえば、子どもが勉強しないときに「勉強しなさい！」「何で勉強しないの！」と言うお母さんは子どもにとっては最悪だと言われています。一番良いのは自分の気持ちを素直に伝えることです。

「勉強しなさい」と言うのではなく、「お母さん、あなたが勉強しないとだいじょうぶかなって不安になるの」と言う。あるいは「将来自分がやりたいことができたときに、そっちに進もうと思っても勉強不足で行けないとなったら、あのとき勉強しておけばよかったって後悔する日がくるかもしれない、と思ったりするの」と伝えれば、子どもの心にはきっと届きます。それは母親の素直な気持ちから出てきた真剣な言葉だからです。子どもは、相手が自分の感じていることを素直に言っているかどうか見抜けるものですから。

さて、決めつける人は自分に対しても決めつけています。「転職するなら30代まで」とか「35過ぎたら結婚できない」などの発言が彼らの常套句になってしまっている。そして余計に自分を不自由にしています。

科学者としていわせてもらえれば、10進法というのは偶然の産物に過ぎません。10とか20とか30という区切りには生物的な意味があるわけではありません。したがって、29歳と30歳の間には大きな違いはない。20代のうちに○○をやっておかなければ、という考えはまったく生物学的には意味がありません。もともと、人間の指が10本だから、10進法が採用されたに過ぎません。

そもそも年齢なんて関係ないというのが僕の考えです。本気で転職したいならいくつからだってすればいいし、子どもを産める時期は限られていても、結婚はいくつになってもできます。

年齢や固定観念による常識や統計による決めつけなんて関係ありません。**人は一人ひとり違っていて当然**で、違うのだから自分が感じたことを基にしてその人なりの人生を歩んでいけばいいのです。

自分が感じることを基に世界を組み立てる

自分が感じることを基に世界を組み立てていく、というのがマインドフルネスの考え方のひとつです。

この間、白洲正子さんの孫で文筆家の白洲信哉さんと仕事でご一緒したことがあったのですが、そのときにおばあ様である白洲正子さんについてのエピソードをいろいろと教えてもらいました。

白洲正子さんの取材に行くときのスタイルについての話はとても興味深かった。正子さんはまったく下調べもせずに現地入りするそうです。編集者にむかって「駅から見える山のあっちの方がいいのよ。ちょっと写真を撮ってきてくださらない？」と頼むのだそうです。自分では撮らないで編集者にまかせるわけですが、編集者は「白洲先生は、山のあっちの方と言ったけど、どこだろう？」とすごく困ったとか。仕方がないので３６０度全部、写真に収めたそうです。

手間はかかりますが、３６０度全部撮ることで、ピンポイントで「ここの写真を撮ってきて」と頼まれるよりも、編集者の方の感性も鍛えられたと聞きました。全部撮る方が自分で考えなければいけないので、感性が鍛えられるのですね。

2007年当時、現役最年少の33歳でミシュラン三つ星を獲得したフランス料理店「カンテサンス」のシェフ・岸田周三さんという方がおられます。岸田さんのすごいところは、レシピがないこと。料理をするときは通常、塩小さじ1杯とか決まっているものですが、それが一切ない。

岸田さんに言わせると、素材は一個一個違うし、料理を出す日の気候も違うからレシピには書けないというのです。真冬の凍えるようなときに食べる肉と、汗ばむ季節に出す肉とでは塩の分量に差が出て当然であるし、素材によっても変わってくるのも当然だという理屈。

味付けをするうえで**一番大事なことは、固定観念を持たないこと**なのです。大間のマグロが良いというのは、決めつけた考え方で、本当はどこの海から獲れたマグロでも良いものも悪いものもある。一個一個見るしかないのです。これも非常にマインドフルネスな考え方だと感じました。

脳内ＴｏＤｏリストを活用する

ポジティブシンキングもマインドフルネスも、どちらも幸せになるための心の在り方、という点では共通します。ですが、似ているようで違うのが両者の関係です。

ポジティブシンキングは、マニュアルっぽいという特徴があります。ポジティブシンキングの本には「私は運がいいと、自分に声をかけてあげよう」とか「部屋の壁に自分は絶対に成功すると書いて貼っておく」など形式ばっているところが多いように感じます。一方でマインドフルネスは、「今、ここで感じていることを判断せずに味わう」など柔軟さが基本です。

またポジティブシンキングでは「ＴｏＤｏリスト」は手帳に書いてひとつ終わったらチェックボックスにチェックを入れていきますが、マインドフルネスでは「ＴｏＤｏリスト」は常に頭の中にあります。紙に書き出したＴｏＤｏリストなどはつくらずに、**脳の中に随時変更可能なＴｏＤｏリストをつくって、臨機応変にやるべきことをやる**というのがマインドフルネスなＴｏＤｏリストの在り方です。

紙に書き出すＴｏＤｏリストは、遂行するのが難しいといわれています。理由は、いくら細かくＴｏＤｏリストをつくっても、短期的な仕事や長期的な仕事、単純作業、アイディア出し、打ち合わせ、資料の読み込み、データ作成など複雑に入り組んでいるため膨大な仕事を処理する場面では、なかなか思い通りにいかないからです。

ＴｏＤｏリストを遂行するために必要なのは、生き物のように変わっていく状況を読みながら、瞬時に今やるべき一番重要なことに目を向けること。頭の中のＴｏＤｏリストであれば、固定化されていないぶん柔軟に変化させていくことが可能になります。

イメージとしては、漁師が漁に出る際に、潮の流れを読んで「今日はどこの漁場に魚がいるのか」と考えるのに似ています。その日1日の仕事の潮の流れを読み、「今、すぐにやるべき仕事は何なのか」を見極め、脳内で段取りをつける練習を積めば、今、最優先でするべき仕事が見えてきて、脳内ＴｏＤｏリストを遂行することができます。

ポジティブシンキングは続かない

アメリカの大学で何でもポジティブに考える傾向にある学生たちを調査した結果、彼らは失敗する傾向にあるというデータが出ました。今起こっていることが良いことだと思いたいがために、目の前にある問題から目をそらしてしまう傾向があるからだそうです。そういう態度は自然体ではないと思います。悲しいことや辛いことがあったら、目をそらさずに、悲しさや辛さをしみじみと味わうべきなのです。自分が本当に感じていることに向き合うべきなのです。

ポジティブシンキングの人は、意外と努力が続かないという特徴があります。目標を定めて、「よし、やるぞ！」「絶対に1位になるぞ！」というのがかえって心の濁りになっています。オリンピックで金メダルをとりたいと思うのはいいのですが、それが目標でそのために日々の練習をやるという考え方では続きません。つまり1位になるという結果ばかりに目がいっていて、純粋に努力の過程も素晴らしいものだと思えないからです。

金メダルをとるというのは、ひとつのメタファーでしかありません。金メダルをとることは、日々の練習の積み重ねや、今ここに没入することでしか成し遂げられません。**今ここでやっていること自体が、厳しいのだけれど楽しい**という報酬として感じていなければ、とても続けられるものではありません。何年後かのオリンピックのために、今ここでやるのではなく、今ここの練習自体が自分にとっての喜びにならなければなりません。

僕は今まで何度かオリンピックのメダリストと話したことがあります。

彼ら、彼女らは引退したときに本当に呆然とするそうです。というのも、引退するまで競技のことを24時間ずっと考えて生活していて、引退したとたんにそのことを考えなくてよくなるわけですから。いきなりそんな状況になると、何をしたらいいのかわからなくなって呆然とするのは当然ではないでしょうか。

そして、それくらいでないとオリンピックには出られないし、メダルをとるところまではいけない。それくらい過酷な努力を日々重ねていくためには、ポジティブシンキングでは足りなくて、練習自体を楽しむというマインドフルネスの状態に心をもっていくことが必要なのです。

第2章　マインドフルネスがもたらしてくれるもの

マインドフルネスの三大ベネフィット

今の自分の脳が非常に良い状態だとわかるのは、クリエイティブでコミュニケーションがうまくいっており、ストレスが少ないと実感できているときです。

実はマインドフルネスという言葉が世に出てくる前から、僕は自分自身でマインドフルネスな考えや行動を実践してきた結果、クリエイティブにもなれたし、コミュニケーションもスムーズにいって、ストレスのない生活を送ることができました。つまり、**マインドフルネスの三大ベネフィット（利益）は、「クリエイティブ」であり、「コミュニケーション」がうまくいき、「ストレス」がないことなのです。**そしてそれらはマインドフルネスを実践すれば、誰にでももたらされるものです。

僕が今までお会いした中で、この方はマインドフルネスな人だなと思ったのは、将棋の羽生善治さんです。

以前、ある番組で羽生さんと対談したときのことです。ふと気になって「羽生さんは、休みの日は何をされているんですか？」と質問したことがあります。すると、「休みの日はソファに座ってのんびりしている」と答えられました。「のんびりしているって、本を読んだり、ＤＶＤを観たり、音楽を聴いたりしているんですか？」とさらに僕が畳みかけると、「いや、ただソファに座って何時間もぼーっとしているだけです」と羽生さんが言ったのです。

実は羽生さんは、将棋を指すとき千手先まで読んでいるのだそうです。ひとつの変化だけを読むなら、10手とか15手ですみますが、枝分かれするため、百手とか千手先を読むといいます。ひとつの手を考えるのに、１秒くらいかかるので、次の手を指すまで30分か１時間かけて読んでいくのだとか。また名人戦では朝の９時から夜の９時まで将棋を指し、それを丸２日続けます。

将棋のプロ棋士１６１人に「将棋を始めて変わったことは何ですか？」というアンケートに答えてもらったところ、95人の人が「ひとつのことを集中して考えられるようになった」と答えています。千手先まで読んだり、長い時間対局をするには、すさまじい情報処理能力と、集中力が必要とされるということです。

そういうこともあって、僕は羽生さんほどの人が休日は何をしているのかが、非常に気になって思わず質問してしまったわけです。それで返ってきた答えが、ソファに座ってぼーっとしているだった。

羽生さんのように普段脳をフル活動させている人は、休みの日は頭をからっぽにしてデフォルト・モード・ネットワークが働くマインドフルネスな状態にしないとリフレッシュできないのでしょう。逆にいえば、普段創造的でいるには、マインドフルネスでなければならないということです。

つまり、羽生さんのように、普段は将棋を指すというクリエイティブな活動をされていて、時折、講演会や対談などの仕事をこなすというコミュニケーション能力もあって、それでいて自然体でいるのでストレスもそれほどではないというのは、マインドフルネスな人だからこそできることなのです。

海に向かってヴァイオリンを弾くフィオナ

もう一人、羽生さんのようにマインドフルネスの三大ベネフィットを実現できている方を紹介したいと思います。

その人とは、以前に仕事でスコットランドのアイラ島を旅したときにお会いしました。フィオナ・ミドルトンさんという女性で、海際の岩に立ってアザラシに向かってヴァイオリンを聴かせながら、彼らの保護をはかる活動で知られている人です。

僕はそのとき岩場に座って、フィオナの奏でるヴァイオリンを聴いていました。彼女が自分で作曲したという音楽は、ゆったりとしたリズムで哀調を帯び、静かに海の上を漂っていくようでした。

しばらくすると、アザラシたちが彼女のヴァイオリンに引き寄せられるように集まってきました。双眼鏡で覗くと、アザラシたちが顔を上げて、くりくりした目でこちらを見ていました。フィオナによると、アザラシたちは喜んで聴いているのだという。

「私がヴァイオリンを弾くと、アザラシたちが近づいてきて、岩場にたたずんでいます。時折、海の中にもぐったりもするけれど、私のそばからは離れていかない」。彼女は、遠い目で海を見つめながらそう話してくれました。

フィオナと話していると、とても心地がいい。森の中に住む妖精のようにとらえどころがない。ふわっとしていて、それでいて年を経た岩のようにしっかりと大地に根ざしていて、どこかに飛んでいってしまいそうで、ちゃんと留まっている。実際に彼女は結婚をしていて、二人のお子さんもいます。知的ではあるけれど、けっしてひけらかさず、おだやかでありながら細やかな心遣いを感じることができるとても素敵な女性です。

フィオナは、クリエイティブでありながら、人とのコミュニケーションもうまくできていて、ストレスのない生活を送っている。まさにマインドフルネスを体現したような人物だったのです。

努力するプロセスそのものが喜びである

人の幸せは「今、ここ」の瞬間が幸せだ、楽しいと感じることの積み重ねです。マインドフルネスでも、「今、ここ」に注意を向けることが大切だといっています。

しかしこう言うと、イソップ童話の『アリとキリギリス』のキリギリスみたいな生き方がマインドフルネスなのだと勘違いされるかもしれませんが、決してそうではありません。

『アリとキリギリス』のお話では、夏の暑い時期に、アリたちは冬に備えて一生懸命に食糧を蓄えています。一方でキリギリスは、暑い日中は昼寝をして、夕方になるとヴァイオリンを弾いて毎晩遊び暮らしています。やがて冬になり、夏の間、働かなかったキリギリスは食べ物が見つからず、アリに頼んで分けてもらおうとします。ところがアリたちに、「私たちが夏の間、冬に備えてせっせと働いてきたのに、あなたたちは遊びほうけてなんの蓄えもしてこなかったから、こうなったのですよ」とたしなめられてしまいます。

マインドフルネスは、一見すると今を楽しむキリギリス的生き方のようですが、実はアリのようにちゃんと働いて、蓄えもできているというのが本来の姿です。**アリのように働いて、キリギリスのように今を楽しむ**のがマインドフルネスなのです。名付けて**アリギリス**とでもいいましょうか。

もう少し厳密に言うと、**アリのように働いている間も楽しむ**のがマインドフルネスです。将来の目標に向かって働いているときも、夢に向かって努力しているときも、そのプロセス自体を楽しむ。極端なことを言えば、夢が実現できなくてもそのプロセスを楽しんでさえいれば人は幸せなのです。

不思議なことに**努力しているプロセスを楽しんでいる人の方が、結果も伴います。**

最近、シンガーソングライターの松任谷《まつとうや》由実さんにお会いする機会が多いのですが、彼女は今を楽しむのが上手な人だとつくづく感じます。ロシアで偶然会ったときに、一緒に食事をしたのですが、本当に楽しそうにウォッカを飲み、キャビアを食べ、その場を堪能していました。そして松任谷さんと話していてわかったことは、あの有無を言わせぬ素晴らしい楽曲の数々は、今を楽しむ精神から生まれているんだな、ということです。

それとは反対に、日本人の多くが目標を達成するためには、アリのようでなければならないと思いこんでいる節があります。たとえば、受験生がその代表でしょう。受験に合格するまでは、彼女も彼氏もつくらない。楽しい思いをしてしまっては受験に落ちるから、青春を犠牲にしてすべてを勉強に捧げるという考えです。

ところが**受験に受かる人は今を楽しめる人**です。その今の中には、勉強も含まれます。つまり勉強していること自体を楽しめる人ほど、合格率が高い。これに例外はほとんどありません。僕自身受験生のときは、問題を解いたり、英文を読んだりする勉強自体がすごく楽しかった。それは勉強をして模擬試験の結果が良かったから、楽しいということではなく、純粋に勉強が楽しかったのですね。

将来のためといって今を犠牲にしても、幸せにはなれません。「将来のために今は我慢して、努力して1年後には幸せを手に入れよう」と決めたとしても、1年後に幸せになるまでの時間が苦労と苦悩の連続では意味がないからです。

三段跳びでアムステルダムオリンピック金メダルに輝いた織田幹雄さんは、跳躍することそのものが喜びだと語っています。なぜ三段跳びをやるのかと聞かれて、織田さんは「筋肉が躍動してジャンプする。その感じがいいんだ」と言っています。金メダルなんて関係ない、と。三段跳びをして金メダルをとれたからうれしいのではなく、**跳躍する喜び**と言っている。それがまさにマインドフルネスの境地ではないでしょうか。

一．クリエイティブ…創造的な人は、子どものままでいられる人

それでは、目標を達成するまでのプロセスそのものを楽しむにはどうしたらいいでしょう。子どものころを思い出してみてください。何かをやりたいと自発的に考えて、やっているときも楽しんで、達成したときも楽しかったのではないでしょうか。

僕の場合で言うと、蝶が好きでした。子どものころは、夏の森の中で蝶が姿を現すまでじっと待っていました。その時間を長いとか、苦痛だと感じたことはありません。蝶を捕まえたいという一心でワクワクしながら待っていました。そしていざ、蝶が現れると網を持って必死に追いかけた。走っていって蝶が捕まえられることもあれば、逃げられてしまうこともありました。でもどちらにせよ、野山を駆け巡り、蝶を追いかけることは僕にとっては最高に幸福な時間でした。

子どものころのように、常識やルールといった大人になってから身についてしまった邪魔なものを全部脱ぎ捨てて、裸になるイメージを持てればプロセスそのものをも楽しく感じることができるはずです。

マインドフルネスの三大ベネフィットのひとつであるクリエイティブも、子どものままでいられる部分を持っている人が一番発揮できます。言い換えれば、創造的な人は、いつまでも子どものままでいられる人なのです。

世界でも評価される作品を次々につくり出しているアーティスト集団チームラボの猪子《いのこ》寿之《としゆき》さんは、まさに子どもみたいな人。天真爛漫で純粋で、大人からすると子どもみたいに常識外れのことを言ったり、やったりします。そのような振る舞いは、大人からしたら非常識なことですから、周りの人間はやっかいなやつだと考えて潰そうとします。しかし、子どもは本来、非常識なものです。この間、新幹線に乗っていたら4、5歳の子が自分で創作したであろう歌を大きな声で歌っていました。おそらく、その場でつくったのでしょう。即興で歌をつくれるなんて天才だな、と思ってしまいました。その子に限らず、小学校にあがる前くらいの子は創造性が豊かで本当にみんな天才なのです。

ところが学校に入学して、先生や周りの大人にルールを教え込まれ、常識に押し込められていくうちに、創造性を失っていってしまう。反対に大人になっても創造的な人は、不完全な人間が成長して賢くなって、創造的になっていくのではなく、むしろ常識に押し込めようとする世間と戦って、サバイブして子どもの心を守り抜いた人なのです。

書家の紫舟《ししゅう》さんは大学卒業後、OLとして働いているときに賞をとって、書家としてデビューしました。NHKの大河ドラマ『龍馬伝』の題字を書いた人といえば、わかる読者も多いことと思います。

彼女は最近、絵を描いているそうです。その理由を聞いてみると、実は子どものころから書はやっていたものの、一番やりたかったことは絵を描くことだったとか。そこで高校卒業後に美術大学に進もうとしたのですが、「美大なんか行っても食べてはいけない」と周囲の猛烈な反対にあって断念したそうです。

多くの人がここで絵の道はあきらめて常識に沿って生きていきます。紫舟さんも一度はあきらめますが、結局はＯＬを辞め書家となり、今は絵にも挑戦しています。彼女は世間の常識やルールからなんとかサバイブしたわけです。

紫舟さんのように、周囲に反対されながらもサバイブして成功した人は、実は何人もいます。元プロテニスプレイヤーの松岡修造さんや、元女子マラソン選手の有森裕子さんもそうです。

松岡さんは、高校生のとき国内ジュニア大会に出場します。この大会で優秀な成績を収めた選手は、ヨーロッパ遠征のメンバーに選出され、ウィンブルドン選手権や全仏オープンのジュニア部門への出場チャンスがあたえられるというものでした。そして松岡さんは、この大会で当時の全日本ジュニアランク1位の選手を破り優勝します。しかし、優勝したものの多くの有名なコーチ陣たちは、松岡さんよりもジュニアランク1位の対戦相手の方が才能があると思っていたそうです。アメリカから来たという有名なコーチに「僕、優勝した松岡です！」と言っても、「ああそう、頑張ったね」と言われて終わりだったと聞きます。

有森裕子さんも、バルセロナオリンピック、アトランタオリンピックと、二大会連続でメダルを手にしたわけですが、中学時代は目立った記録がなかったことから陸上の名門高校に入学したとき、「素人同然のランナーなどうちの部にはいらない」と言われ、入部を拒否されかけたこともあったそうです。

紫舟さんも、松岡さんも、有森さんも、あれだけ才能があるにもかかわらず、「君には才能がない」というようなことを言われた経験がありました。

世間というのは、そういう形で才能ある人を潰しにかかるところがあります。そしてそう言われて「自分には才能なんてないのかも……」と考えて、やめていった人が何人もいます。世間には、余計なことを考えさせることで人間を型にはめさせるという常識の圧力があります。それにも屈しないで、そこを通り抜けた人だけが、その先に行っていいというふうに社会はできているのかもしれません。

成功者に共通する「グリット」とは？

今、注目されている概念に「グリット」というものがあります。

アメリカの心理学者アンジェラ・リー・ダックワース氏が、TED（「広める価値のあるアイディア」の精神のもと、さまざまな分野の第一線で活躍する人物を招き、定期的に会議を開催しているグループ）で提唱したものです。

グリットとは、物事に対する情熱であり、何かの目的を達成するまで長い時間、粘り強く続ける力、最後までやりぬく力。そしてグリットから導き出されたのは、成功の一番の条件とは、生まれ持った才能や知能ではなく**ただやり続ける力**です。

アンジェラ氏がグリットに最初に気がついたのは、ニューヨーク市内の公立学校で、数学を教えていたときのことでした。最も成績の良い生徒と、最下位の生徒との違いをＩＱで比べてみたところ、ＩＱは普通なのにテストで上位の成績を取る子もいれば、ＩＱは高いのにテストの点数はいまいちの子もいたそうです。つまりＩＱだけでは、子どもの学力ははかれなかった。生徒たちはＩＱに関係なく、時間をかけて勉強に取り組みさえすれば、必ずできるようになると確信したそうです。

その発見をきっかけに彼女は教員を辞め大学院で心理学を学び、心理学者になりました。さまざまな環境において難しい課題に挑戦する人たちを研究しています。たとえば、軍事教育学校に行き、厳しい軍事訓練に耐えて残る入隊者と、中途退学していく入隊者との違いを予測したり、一般企業では、どのセールス担当者がトップセールスを記録したのかを調査したりしました。これらの調査の結果、成功を収める人たちに共通するのは、才能でも努力でもなくグリット（続ける力・やりぬく力）だと結論づけます。

グリットは、いわゆる才能よりも強く、その人の成功にかかわると考えられています。

ダメだと言われても、けなされても、とにかく続けること。そのような粘り強さが、最終的には結果につながる、と考えられているのです。

グリットを持つ人は、おそらく「今、ここ」を楽しむことを知っている人ではないでしょうか。

印象派時代に活躍したフランスの画家アンリ・ルソーは、ジャングルの様子や、砂漠で眠る女など、幻想的な作風で知られた人でしたが、長い間いわゆる「日曜画家」でした。普段はパリ市の職員として働きながら、自分の才能を信じて、何年もこつこつと描き続けた人です。

ルソーが世に出るきっかけになったのは、パブロ・ピカソが偶然彼の絵を発見したからです。あるときピカソがキャンバスを買いにいくと、ルソーが描いた絵が画材として売られていました。当時はキャンバスが高価だったため、塗りつぶして新しい絵を描くための画材として売られていたそうです。ルソーが描いた絵を見たピカソは、その素晴らしさに驚きます。ただしピカソによって見出されたルソーが画家として認められるまでには、ピカソの発見のあとも時間がかかったといいます。ルソーは独創的でしたが、タッチは素朴で、洗練されたものとは言えなかったからです。

それでもルソー本人は、あくまでも自分の才能を信じて疑わず、描き続けた。今日の言葉で言えば、ルソーにはグリットがあったのです。

もし仮にルソーの絵が、ピカソによって発見されず、無名のまま終わってしまったと仮定しましょう。その場合、彼の生涯は不幸だったのか。

確かにルソーにとって、見出され、認められたことはうれしかったに違いないでしょう。

しかし、グリットを持つ人は、そのような外部的な評価に左右されない資質もあるはずです。他人がなんと言おうが、自分の中に基準があって、それを追い求め続けるという。ルソーが自分を信じて絵を描き続け、無名に終わったとしても彼の人生は幸せであっただろうと思います。なぜなら絵を描いている「今、ここ」の時間は満ち足りていたからです。

「やる気」はいらない

では、どうしたらグリット（続ける力・やりぬく力）を習慣化させることができるでしょうか。

まず言えることとは、グリットは完璧主義者には向かないということ。むしろ、いい加減な方がいい。昨日まで続いていたのに、今日できなかったからもうダメだと思うのではなく、とにかく、とぎれとぎれでもいいから、続けることが大切です。三日坊主でも、その三日坊主を百回でも千回でも繰り返しましょう。

たとえ、昨日サボってしまったとしても、今日やらないよりは、今日やった方がいいに決まっています。常に自由になるのは「今、ここ」なのですから、「今、ここ」でやることで、その分だけ自分を向上させることができます。

グリットを習慣化させるもうひとつのポイントは、「やる気」はなくても大丈夫だと思うことです。多くの人がやる気がないとできない、続かないと考えます。したがって、「いかにしてモチベーションを上げるか」ばかりに興味を持ちます。

ところが、僕が100人くらいを対象に調査して出た結論は、「やる気が出ないから、できない」というのは、単にやらないこと、続けないことの言い訳に過ぎなかったというものです。

何かをやったり、続けるときにやる気はいらないのです。やる気があろうがなかろうが、太陽が昇ったから、今日も仕事をするかと思ってやるものなのです。それを毎日毎日続けていると、やがて習慣化して自動的にできてしまいます。

僕の場合でいうと、朝起きて「さあ！　今日はやる気にあふれているぞ、頑張ろう」などと思って目が覚めることはめったにありません。ほとんどの日が、まだ眠っていたいなあ、かったるいなあ、やる気が出ないなあ、と心のどこかで思っています。それでも、朝いつも通りに起きて仕事をするのは、いつもやっているルーティンを体が覚えているからです。いつも通りに起きて行動しないと、なんだか落ち着かないという感じでしょうか。

やる気はむしろ贅沢品のようなものです。たまにやる気が出ると、今日は珍しい贅沢な日だと思い、やる気のない状態が日常だと思うべきです。実際に、やる気まんまんの日なんて、人生においてそう起こるものではありません。それに365日やる気にあふれていたら、その方がかえって疲れてしまうのではないでしょうか。

やる気があろうがなかろうが、とにかく続ける。そういう粘り強い態度がグリットには向いています。毎日、燃える闘魂で10年も20年も続くわけがない。むしろ、淡々と今やるべきことをやることで、今の自分よりもより遠くに行くことができるのです。

二、コミュニケーション…適度な距離を保ちつつ中心を外さずに聞く

マインドフルネスの三大ベネフィットの二つ目、コミュニケーション力の話をしたいと思います。

人の話を聞くときは、中心を外さずに聞くのが一番重要なことです。これは心理療法家の河合隼雄《かわいはやお》先生がおっしゃっていたことです。

たとえば、精神的に重い症状を抱えた患者さんがカウンセリングに来たとき、相手に寄り添おうと共感を示し過ぎたり、感情移入し過ぎると、カウンセリングにならないと聞きます。したがって河合先生は、カウンセリング中は共感的態度を絶対にとらないそうです。なぜなら共感し過ぎると、患者さんの病気に引きずられて自分にまで患者さんの症状がうつってしまうから。確かに、治療する側も病気になってしまったら、カウンセリングどころではありません。

そこでカウンセリングをするとき河合先生は、自分の立場から離れず、自分という人間の中心の部分がぶれないように話を聞きます。相手の言うことにいちいち右往左往せず、相手の話にのめりこみもせず、かといって突き放すように離れることもしない。**つかず離れずの距離感を保ち、聞く姿勢はぶれさせない**というもの。

患者さんにとって大事なのは自分とまったく同じように感じてくれることではなく、自分の話はよく聞いてくれるけれども、自分とは違う考え方の人に話を聞いてもらうことによって異なった視点を見出し、やがて自分自身で答えを見つけていくことではないでしょうか。

中心を外さずに聞くとは、判断しないことでもあるのです。たとえば、友だちに恋愛相談をするとします。女性に多いですが、「彼ってこんなにひどいのよ」という話をすると、たいてい相手から返ってくるのは「そうなの？　ひどーい！　そんな男とは別れた方がいいよ」というもの。つまり共感したあとに、判断を下す。

しかし、中心を外さない聞き方では、聞いた方が判断するのではなく、相談した方が自分で自分の問題を解決するのを手助けするだけでいいのです。

中心を外さない聞き方は、相手に共感をすることが少ないので、一見すると冷たい態度にも見えますが、そうではありません。相手に対して共感し過ぎると、話を聞いている方はだんだん苦しくなってしまいます。それは相手の話が深刻であればあるほどそうなります。そうなると、相手の話が耳に入ってこなくなります。自分を守るために相手から離れ過ぎてしまうのです。これでは相手にとって一番いい話し相手になることはできません。

だからこそ、河合先生のように適度な距離を保ちつつ、かつ自分の中心を外さないという聞き方がいいのです。

このことは中心を外さずに情報に接することにもつながってきます。インターネット全盛の今、周りを見ているとインターネット上にあふれるさまざまな情報に右往左往している人が非常に多い。裏を返せば、マインドフルネスの状態とは程遠いということです。

情報に振り回されて右往左往ばかりしていると、自分は情報を得て賢くなったつもりでいても、1年経っても、2年経っても何も進歩がないとなってしまいます。

本当に成長する人は、自分の内面の深いところで自分と向き合っているため、自分にとって重要な情報は海にたとえると、深海にしかないことを知っています。それ以外のインターネット上にあふれる情報は、水面上で波が立っている程度のものだと思って離れて見ることができるのです。

絶妙な相づちを打つ河合隼雄先生

河合隼雄先生は、人の話を聞くプロでしたが、中心を外さずに聞く以外にも、長年のカウンセリング経験から編み出された必殺技がありました。

それは相づちの打ち方です。

相づちとは、簡単なようでいて実は非常に難しいものです。こちらが少し気を抜いてあいまいに相づちを打っていると「この人は本当に私の話を聞いているのかな？」と相手にすぐに見抜かれてしまいますから。

河合先生の相づちに関しては、こんなエピソードがあります。あるとき、河合先生が、移動のためにタクシーに乗ったそうです。すると、河合先生の相づちが絶妙だったため、運転手さんはつい自分の話に夢中になってしまい、行き先を間違え全然違うところに連れて行ってしまったのだとか。

実はそういうことは、これまでに何度もあったそうです。タクシーの運転手さんは、後部座席に乗っているのが河合先生だと気づいてはいなかったのにもかかわらずです。河合先生は、そういう伝説を持ったすごい人だったのですね。

河合先生の相づちは、理解力や共感力、ひいては総合的な人間力が表れたものだったため、初対面の相手でも自然に心を開くことができましたが、普通の人はなかなかその域では到達できないでしょう。それでも、相手が「この人に話を聞いてもらえてよかった」と思ってもらえる会話の仕方はあります。

それは、短い言葉で的確なことを返すこと。初めのうちは、そんな言葉は出てきませんから、まずは相手が言った言葉を繰り返して、まとめてあげるといいでしょう。

たとえば、「ああ、なるほど。○○さんの言っていることは、こういうことですよね？」と言う。これができるようになったら、相手が言ったことをまとめたあとに、自分の意見をほんの少し入れられるようになるといいでしょう。

雑談はクリエイティブ

「はじめに」で、これからは人工知能が発達するため、知性においては人間はコンピュータやロボットにはかなわなくなる、そこで人工知能には難しく、人間にしかできないことはクリエイティブな能力だ、と書きました。

実は**雑談はとてもクリエイティブな行為であり、雑談が上手な人ほどコミュニケーションが円滑に運びます。**

なぜ雑談はクリエイティブな行為なのかというと、雑談の特徴にその理由があります。

雑談にははっきりとした目的がなく、話の流れや話者の興味で次から次へと話題が自由に変わります。

雑談力が低い人は、ひとつの話題で会話を始めるとずっとその話題に執着し続けてしまいますが、これではそのうち話題は尽きてしまいます。雑談の上手な人は、しゃべりながら、次の話題が見えています。ひとつの話題の火が消えかかると、次の話題に移り、それが消えかかるとさらに次へいける。このようにして、その場にいるみんなを飽きさせずに、誰もが楽しんで参加できるように会話を運んでいくことができます。

たとえば、最初は経済の話をしていますが、経済の話題が下火になると、いつの間にか今話題の映画の話にすり替わり、挙げ句の果てには、小学校時代に流行っていた遊びの話へと脱線していく。人工知能にはこれができません。人工知能は指令を受けたことを素早く正確に、かつ大量に処理することは得意ですが、こうした自由なやりとりはどうしていいのかわからなくなってしまうわけです。

いくら人工知能が発達したとしても、すべての能力において人工知能が人間を上回るわけではありません。人間が得意とする自由で創造性にあふれたコミュニケーションにこそ、これからの人間の価値が見出されるでしょう。そのためには、雑談の時間をつくることで、創造性を磨いていく必要があります。

雑談が得意な人は他人の心を読み取る能力が高い

マインドフルネスな脳の人は、雑談が得意なものです。というのは、マインドフルネスの定義に戻ると、マインドフルネスとは判断せずに「今、ここ」で起こっていることを感じることだから。

たとえば、会社の中で序列のある5人が雑談をしているとします。普通は5人の中で一番偉い人のことを持ち上げて満足させる会話ができればいい、と考えがちです。ですが、みんなが楽しいと思う雑談は、他の3人がどう感じるかが常に見えていなければなりません。

「新入社員のKさんはさっきから一言もしゃべっていない。寂しい思いをしているのかもしれない」「中堅社員の女性は、さっきの上司の発言を聞いてどう思っているのだろう」。こういうことが見えていると、すぐにはそれに反応できなくても、ちょっとした隙に「あなたはどう思いますか?」と話を振ることができ、雑談はうまくいきます。そのときに大事なのが、「今、ここ」で誰がどのように感じているかを感じ取ることです。

幼稚園の園庭で調査したある面白い研究があります。

園庭で遊ぶ子どもたちを観察していたら面白いことがわかってきました。ある特定の子の周りには、ほかの子たちが集まってくるという現象が見られました。人が周りに集まってくる子を調べてみると、その子は他の子に比べ、他人の心を読み取る能力が高いことがわかりました。子どもはだいたい4歳くらいから、他人の気持ちがわかるようになってくるといわれていますが、その能力が高いほど人に好かれるということです。

大人になっても、やはり周りに常に人が集まってくる、という人がいるかと思います。そういう人は、複数の人と話していても、それぞれの人の心が読み取れている場合がほとんどです。

では、会話において「今、ここ」を感じ取るためにはどうすればいいでしょうか。

たとえばAさんが「ねえ、私ひどいめにあったの。聞いて! 聞いて!」と言ってきたとします。そこで話を振られたBさんが「そうなんだ。それはひどいわよね」と返すのは簡単です。でもこの態度は、マインドフルネスではありません。それは判断してしまっているからです。

そうではなく、**その場では判断せず、「ああ、そうなんだ」と言って、ただ聞いていることが大切です。**ただ聞いているという訓練を繰り返していくうちに、「今、ここ」を感じ周りの人たちを見渡せるようになります。

また、ある特定の立場をとってしまうのもマインドフルネスではありません。たとえば、原発に賛成か反対かという話題が出たときに、どちらかの立場をとってしまうと、それ以外の立場や意見が見えなくなってしまいます。そのときに「そうなんですね」とただ聞いて自分の意見を言うのを思いとどまると、自分の考えとは違う意見が見えてきて、「今、ここ」で誰がどのように感じているかを感じ取ることができます。

相手を認めることが相手を一番変える

次にまったくマインドフルネスとはかけ離れた人と、どのようにコミュニケーションをとればいいのか、についてお話ししましょう。

「なんでこの人は、人の心がわからないんだろう」「周りの状況が全然見えていない」「もっと、こうあるべきじゃないのか」などと思って、ついイライラしたり、説教をしたくなったり、言い争いになったりしてしまうかもしれませんが、逆効果です。マインドフルネスからかけ離れた人とコミュニケーションをとる場合、相手のありのままを、そのまま受け入れるところからスタートするしかありません。

学問的にはまだ研究されていないことですが、**ありのままを受け入れ、常にフラットに接することができていれば、相手も次第にそうなっていくと思います。**つまりマインドフルネスな態度は、それを受けた側にもうつるのです。

たとえば、お店でよく見かけるのは店員さんに対して怒っている人。そういう人に対しても、「あっ、怒っていらっしゃるんですね」と、相手に対して非難も判断もしないで受け入れる。それが相手の存在を認めることになります。すると不思議なことに、激怒していた客もガラッと態度を変えて「わかってくれればいいんだよ」となります。

相手が自分に対して、「嫌だな」と思うことをしてきても、「嫌だな」という判断をしなければいい。常に「判断しなければ！」と思うから苦しいわけです。ついでに言うと、「嫌だな」という気持ちは当然起こるものですが、「嫌だな」と思っている自分の気持ちも

「今、嫌だなと思っている自分がいるな」と思って認めてあげることも大事です。

人生という絵を完成させるためには、いろいろな要素が必要でこの風景も必要だし、あの風景も必要だし、となる。したがって、イライラしている自分も、ネガティブな自分も受け入れましょう。イライラしてはいけない、と思うと余計にイライラするものですから。


相手に変わってほしいと思っても、人を変えることはそんなに簡単なことではありません。まずは、相手を認めるところから始めることが、実は一番相手を変えることなのではないかと思います。

相手のことも自分のことも認めるというのは、自分の幅を広げることでもあります。河合隼雄先生はそれがよくできていたのではないかと思います。

生前にお会いしたとき、河合先生は「人の2倍も3倍も人生を生きている感じがする。いつも人の話を聞いているからかもしれないね」とおっしゃったことがありました。

心理療法家としてたくさんの患者さんのカウンセリングをしていると、さまざまな考えを持った人たちが次々にやってきます。その度に河合先生は、「ああ、そうなんですか。それは大変ですね」と相手の言葉を受け入れて、相手を認めてあげていたのでしょう。

自分の中にある「こうじゃなきゃいけない」という考えにばかり固執していたら、それだけの人生になってしまいますが、「ああ、そういう人生もあるかもしれない」と思うようになった分だけ、人生が広がるはずです。おそらく河合先生はそういう意味で「人の2倍も3倍も人生を生きている」という言葉を言われたのだと思います。

自分の気持ちさえも仮説に過ぎない

夏目漱石の随筆に『硝子戸《がらすど》の中』という作品があります。作品が書かれたのは、1915年（大正4年）で、漱石が亡くなる1年ほど前に書かれた最後の随筆です。

どんな話かというと、ガラス戸によって世間としきられた書斎の中で、単調な生活を送っている作者の身辺雑記という感じでしょうか。飼っていた犬が亡くなってしまった話や、自分の身の上話を語って、その話を漱石に小説にしてもらいたがっている女の話。旧友の訪問と短い交流の話、若いころの思い出話など、身の回り半径5メートルほどの日常を淡々と描いています。

作品が書かれた1915年は、ちょうどヨーロッパで第一次世界大戦が起きていました。西洋かぶれで、インテリだった漱石にとって関心がないはずがない話題です。普通だったら、第一次世界大戦について思うところを述べたりするものですが、漱石は一切語らない。そのことが逆にすごいことだと思います。

漱石は、決して大きな言葉で語らず、ただ淡々と日常を描くことで、遠い国で起こっている戦争を批判していたように感じます。これは非常にマインドフルネスな態度です。「なんでこんな戦争が起こってしまったんだろう」「どうしたら、戦争は終わるのだろう」という態度ではない。「ああ、戦争が起こっている」と冷静に感じているからこそよけいに、戦争に対する嫌悪感が伝わってきます。つまり因果関係を追わないことで本質的なことを描いているのです。

もっと私たちの生活に身近な例で話してみましょう。誰かを意図せずに怒らせてしまったとき、「なんでこの人は怒っているんだろう?」「なんで私はあのとき、あんなことを言っちゃったんだろう?」と、私たちはつい原因を追究したくなってしまいます。そして「なんで、なんで」が重なっていくとやがて消耗していきます。

漱石のように因果関係を追わず「あっ、怒っているんだな」とだけ思えば、原因追究に疲れ果てることもなくなります。場合によっては原因を追究した方がいいときもありますが、答えの出ない問いの方がずっと多いはずです。だとしたら、**あえて原因を突き止めない方が心穏やかでいられるというのが、マインドフルネスの考えです。**

そもそも相手がどうしてそういう行動をとったのかを考える前に、自分の気持ちがわかっているのかを考える必要があります。自分の気持ちもわからないのに、他人の気持ちなどわかるわけがないからです。

心の理論でいうと――心の理論とは他者の心の状態を推測する心の機能――、あくまで推測であるので仮説に過ぎません。結局は、他人の心なんてわからないのです。そして自己と他者は鏡のように映しあっているから、自分の気持ちも仮説に過ぎない。

マインドフルネスの考えでは、すべてが仮説だとわかっているということです。自分の気持ちさえも仮説であるならば、相手の気持ちも仮説であるので、自分のことも相手のこともわかったと思っていることも仮説になります。そのことをわかった上で、仮説としての世界を眺めるべきなのです。

悲しんでいる自分、苦しんでいる自分、すべてが仮説であるのならば、感情に流されて悲しみに溺れるようなこともなくなるのではないでしょうか。

三、ストレス軽減…マインドフルネスで脳が整理される

マインドフルネスの三大ベネフィットの三つ目、ストレス軽減の話をしましょう。

1章でも述べた通り、マインドフルネスの状態になると、脳はデフォルト・モード・ネットワークと呼ばれる神経回路を働かせます。すると、脳はアイドリング状態になります。このときに、脳の中はストレスの要因を整理しメンテナンスが行われることで、ストレスが解消していきます。

要するに、マインドフルネスな状態をキープすることが、自然にストレス解消につながっているということです。もっというと、ストレスの要因は消えることはありませんが、脳の中で整理整頓ができると、すっきりとします。

マインドフルネスな状態をキープするには、自分の中ですとん、と腑に落ちるところまで冷静に心の状態を観察することです。たとえば、誰かに嫌なことを言われたら、言われたことに対してはモヤモヤします。

しかし、そのあとに「あの人も寂しいんだろうな」とか「嫉妬されているのかもしれない」と自分なりに心の状態を整理すると、納得できて楽になります。それは自分の経験を整理整頓して、新しい意味を見出すことになるからです。そして、自分の経験に新しい意味を見出すこと自体が創造的でもあります。

『この世界の片隅に』という戦時中の広島と呉を舞台にした映画がありますが、あの映画は原爆が落とされた唯一の国である日本にしかつくれない作品です。というのも、自分たちの経験したことを自分たちなりに咀嚼《そしゃく》したことによって創造的になれたからです。

自分の心の状態を整理することは、自分自身を「外」から見ているかのように客観的に見つめるという「メタ認知」をすることでもあります。

メタ認知ができるようになると、謙虚にもなるし、世の中をフラットに眺めることができるようになり、他人と自分を比較しなくなります。たとえば、学歴がある方がない方より上だとかいう上下関係の幻想から自由になれる。

よく言われることですが、成功した人が一番得たものは、成功というもの自体には意味はなかったと悟ることだと。では成功しなかったらその境地に達せないかというと、そうでもありません。メタ認知ができて世の中をフラットに眺めることができれば、小さなことの中に喜びや幸せはあるのだと気づくことができるからです。

なりたい自分を持つことは「今、ここ」を充実させる

マインドフルネスとは、「今、ここ」に注意を向けることですが、決して「今、ここ」だけ幸せであればいい、という考えではありません。

意識には志向性――すべての意識は外部の世界の志向対象に対して注意を向けている――という特性があるので、「今、ここ」で感じていることが、遠い場所や未来を指し示すこともできます。

したがって、今ここで5年後のことを志向することもできます。「今、ここ」で感じることは、半径5メートルのことだけではないのです。たとえば、5年後にはこういう生活がしたいな、という志向性もそこにある。言い換えると、5年後の未来がこうなればいいな、と感じている私が今ここにいるわけです。

将来の自分はこうなっていたい、というビジョンを持つことは「今、ここ」を充実させることでもあります。体操の選手だったら、オリンピックで個人総合の金メダルをとりたいという志向性があれば、今日ここでの練習に身が入ります。

人間というのは、目の前のことだけに集中しようとしても、なかなかできるものではありませんし、今ここでやっている努力や今ここでやっていることの意味をある程度自分で描けないと納得できない生き物です。つまり今ここを大切にしつつも、今ここでやっていることの意味を確認するためにも、未来に対するビジョンやストーリーがないと幸福を感じません。

ただし、将来こうなりたいというビジョンは、それまでの間どのような目標を立てて、どのように過ごすかといった細かな計画を立てることとは違います。

どこかを目指していても、違うところに行きつくこともあることを念頭において、大まかなストーリーをつくりつつも、刻々と変わっていく現状に合わせて柔軟に変えていくことが大切です。そのような態度にこそ、生き物としての生き生きとした物語があるのだと思います。

自分自身を深掘りする

将来こうなりたいというビジョンは、自分自身を深掘りして発見するものです。

将来、自分が何をやりたいかよくわからない、やりたいことがとくにない、という人が、自分が感動したことをやったら頑張れるから、感動をもとにしてやりたいことを考えるといいよ、とアドバイスをおくられたとします。

「感動したことは、何かあっただろうか？」と考えたときに、「高校生のころに、演劇部で演じたときにすごく感動したから、役者を目指そう！」という結論に達したとします。

ですが、ここまででではまだまだ自分自身に対する掘り下げが足りません。

演劇をやったというのはたまたまで、演劇をやって何に感動したかについては、まだ自分を分析しきれていません。人前で表現することに感動したのかもしれないし、自分とは違う何かになるということに感動したのかもしれない。あるいは、みんなで力を合わせてひとつのことをやり遂げたことに感動したのかもしれないし、その場でしか起こりえないライブ感に感動したのかもしれない。

たとえば、みんなで力を合わせてひとつのことをやり遂げたことに感動したのだとしたら、その人は役者を目指すべきではないのかもしれない。

たとえ人前で表現することに感動したとしても、役者でなくても人前で表現する仕事はたくさんあります。学校の先生だって人前で表現する仕事ですし、セールスマンだって顧客に商品を紹介するわけだからある意味、人前で表現する仕事といえます。と、ここまで深掘りして、自分が何に感動したのかを見ないと普遍性はありません。同じように○○さんみたいな俳優になりたい、といったように固有名詞にこだわってもやはり普遍性はありません。

また、将来は海の見える場所に豪邸を建てて広い庭でガーデニングを楽しみたい、昔から憧れている外車を買いたい、といった「所有」にこだわることはマインドフルネスの考え方からは遠ざかります。マインドフルネスでは、「所有」よりも「経験」を大切にします。

車を持っていることより、車を運転したり、乗っているという経験の方が大事で経緯は問わない。その車は友だちから借りているものでも、友だちが運転している車に乗せてもらっているのでも構わないわけです。

「所有」よりも「経験」が大切なのは、所有はどうしても欲望とつながっているからです。1章でも書いたように、「欲が強すぎない人が、一番多くのものを得る」ようにできています。「経験」は、あることを経験することで「今、ここ」を感じることができる機会になるから所有よりも重要なのです。

これからの時代は、所有よりも経験が主流になってくるでしょう。車も家も所有しないでみんなでシェアする方が、環境にもお財布にも優しいという付加価値もあります。

そう考えるとAirbnb（エアビーアンドビー）などの民泊仲介サービスは、時代に合ったアプローチといえます。実際に、新たな旅のスタイルとして世界で賞賛されています。たとえば、別荘を持っていて年に2回しかそこに行かないのと、Airbnbを利用して年に2回泊まるのと何が違うのか、よく考えてみてください。所有することがそれほど重要なこととは思えなくなるはずです。

別の例でいうと、大学を卒業したことが重要なのではなく、どういう授業や実習の経験をしたのかに意味があります。その考えに沿っていくと、単位をもらえなくても大学に潜り込んで90分の素晴らしい講義を受けたことの方に価値があるのです。

夢を持っていること自体に価値がある

なりたい自分を思い描くことや、将来の夢を持つことには、意味がないと考える人もいます。どうせ叶わないのだとしたら、そんな夢を持っていてもむなしいだけだというのです。

果たしてそうでしょうか。

夢を持っている状態と、それが実現することの間には因果関係はありません。むしろ、人が幸福を感じるのは、夢を持って努力をしている行為そのものに対してです。夢を持っていること自体に価値があり、それがすべてなのです。したがって、夢が実現するかどうかは幸福にはあまり関係がありません。

夢が実現したら、実現したことに伴うさまざまな心の状態があります。実現しなかったらしなかったで、やはりそれに伴うさまざまな状態があります。どちらも経験なので、どちらが良い経験でどちらが悪い経験とは言えないのです。

不思議なことに、我々はオリンピックで金メダルをとった選手よりも、逃した選手の方に強く惹きつけられます。それは、夢を持って努力した経緯に感動を覚えるからでしょう。

そうはいっても、結果が出た方がいいに決まっていると思う人もいるでしょう。でもよく考えてみてください。もし結果がすべてだと考えてしまうと、極端な話ですがオリンピックでドーピングをして金メダルをとった人と、薬に頼らず金メダルをとった人の価値が同等ということになってしまいます。結果にだけこだわると、裏口入学や学歴詐称でもいいということになってしまいます。

しかし、自分の努力の結果としての金メダルは達成感を感じますが、薬の力を借りての金メダルでは悔しいはずです。裏口入学でズルして入っても本人は達成感を感じないでしょう。学歴詐称で本当はハーバード大学に行っていないのに、ハーバード大卒と言っているのは、むなしいだけです。本当にハーバード大学に行っていたら面白い経験がたくさん積めたかもしれないのに。

モノとしての金メダル自体にどれくらいの価値があると思いますか？　あるいは、アインシュタインがとったノーベル賞の賞状が目の前にあったとして、いくらで買い取りますか？

実際に勲章をもらっていない人が、その勲章を持っていても価値があるでしょうか。はっきり言って、本人以外にとって価値はありません。夢を持って努力したという過程にしか価値はないからです。

作家の開高健《かいこうたけし》さんは、『裸の王様』で芥川賞を受賞しています。受賞作品は、洋酒会社の壽屋《ことぶきや》（現サントリー）に勤める傍ら書いていたそうです。この場合、開高さんが芥川賞を受賞したことに価値があるのではなく、会社に勤めながらも文章を書き続けたという時間にこそ価値があるのです。

結果として夢が叶うことが大事なのではなく、夢に向けて努力することに価値があるわけですから、たとえ叶わなくても1ミリでも夢に近づくことができればそれを達成と言ってもいいのではないでしょうか。

一見、夢を叶えたように世間から見える人でも、本人にとってはそうではないという場合もあります。

19世紀のオーストリアの作曲家、アントン・ブルックナーの交響曲には同じ曲名でありながら、異なる版の複数の楽譜が存在します。なぜかというと、ブルックナーは作品を完成させてからも、手を入れることが多かったからです。改訂理由は、弟子の助言や自身の音楽的な欲求、作曲家としての性格が反映されたものと考えられています。

一度曲が完成しても、本人が納得できなかったり、人に助言されると何度も改訂をするものだから、交響曲のバージョンがたくさんあり後世の演奏家はどのバージョンを演奏したらいいか混乱したようです。

ブルックナーは作曲家として、高い地位と名声と収入を得ていました。しかし、死の病に侵されてもなお、作曲を続けていたことからわかるように、おそらく最後まで自分が思い描くような理想の交響曲はつくれなかったのでしょう。それでも、後世の人々はブルックナーの曲を喜んで聴いています。

ブルックナーの人生を見ていると理想のものに到達することは、誰にも成しえないことなのかもしれないと思わずにはいられません。

今の状態を感じ取るだけですっきりする

なりたい職業につくことだったり、素晴らしい小説を書くことだったり、自分が本当に愛する人を見つけることだったり、遠い昔に思い描いた生活をすることだったり。夢の形はさまざまです。

けれども夢はあるけれど、なかなか叶わない。欲しくてたまらないものがあるけれど、手に入らない。そういう状況に置かれた人は、心の中にある矛盾を解消しようとします。それを認知的不協和といいます。

認知的不協和の例として有名な話は、イソップ童話の『狐と葡萄《ぶどう》』が知られています。ある日、狐がたわわに実ったおいしそうな葡萄を見つけます。狐はその葡萄を取ろうとして跳び上がりますが、高いところにあるため届きません。何度挑戦しても届かないため、狐は悔し紛れに「どうせあの葡萄は、酸っぱくてまずいに決まってる」と捨て台詞をはいてその場を去ります。

このお話では、「葡萄を食べたい」という願望と、「葡萄が食べられない」という事実との間で不協和を起こしています。その状態をどう解消させるかというと、どちらかを変えるしかありません。

ただ努力して葡萄を食べようにも届かないわけですから、食べられない。そこで「葡萄を食べたい」という願望の方を変えてしまいます。「葡萄は酸っぱくて食べる価値のないものだ。自分にはふさわしくない」と言って自分を納得させる。これが認知的不協和という心理作用です。

しかし、認知的不協和はマインドフルネスの考えからはかけ離れています。マインドフルネスではどう考えるかというと、「私はあのおいしそうな葡萄が食べたい。だけど葡萄には手が届かない、そういう状態に今の私はいるんだな」とそのままの現実をただ見る。**不協和の状態を解消させようとするのではなく、ただ両方の状態を認識していればいいという態度です。**

たとえば、小説を書いて出版したいと考えている人がいるとします。その人は普段、会社に勤めながら空いた時間で小説を書いていますが、新人賞に応募しても落選を繰り返している。そのときに、「私が今やっていることは無意味だ」とか「こんなやり方ではダメなんだ」とか「会社員をやっているから時間がとれないせいでうまく書けないんだ」とかごちゃごちゃ考えないことです。ただ、「私は小説を書きたい。けれど、うまくいかない。今はそういう状態なんだな」と感じるだけで心がすっきりとします。

自分にとっての「外套」を忘れない

ロシアの作家、ニコライ・ゴーゴリの作品に『外套《がいとう》』という短編小説があります。この作品はロシア文学史上もっとも重要な作品のひとつで、ドストエフスキーは「我々はみんなゴーゴリの『外套』から生まれ出たのだ」という名言を残すほどです。

主人公の男は、ペテルブルグに住む真面目一方のうだつの上がらない下級役人。冬になると、修繕に修繕を重ねたぼろぼろの外套を着て同僚にからかわれたりするのですが、ついにその外套が修繕不可能だということを仕立て屋から告げられます。そこで男は、長年かけて貯めてきた貯金をはたいて外套を新調することにしました。

男は、頻繁に仕立て屋を訪れ、生地はどうするか、色合いはどうするか、と相談を重ねます。外套の新調という突然わいた夢は、誰からも顧みられたことがない男の生活に楽しみと充実をもたらしました。ようやくでき上がった自慢の外套を着て職場に行くと、その日は男の外套の話で役所中が持ちきりになるほどで、彼のために祝杯をあげる騒ぎとなります。

ところが帰り道で、自慢の外套は追いはぎによって奪われてしまう。男は外套を取り戻そうと警察署長や有力者に尽力してもらえるように奔走しますが相手にしてもらえない。男はついに熱で倒れて、そのまま死んでしまう。その後、夜な夜な男の幽霊が盗まれた外套を探して、道行く人から外套を剥ぎにペテルブルグの街にあらわれるという噂が流れ始める。

外套は男にとっての夢であり、魂であり、それがなければ死んでしまうくらい男の存在そのものがかかっているものでした。

私たちはみんな、男にとっての外套のようなものを抱えて生きています。**その人の魂の在りかであり、自我を支えているもの**です。僕にとっての外套は、科学であり芸術。この二つがなければ、僕の人生には何の意味もないくらいの巨大な存在です。

人は自分にとっての外套が何なのか、そのことを整理し認識していることが大切です。日常の忙しさにまぎれて、自分にとっての外套をつい忘れがちになってしまうこともあるかもしれませんが、それはけっして忘れてはいけないものなのだと思います。

第3章

マインドフルネスで脳とカラダはどう変わるのか？

脳が何もしていないときに働くデフォルト・モード・ネットワーク

1章でも説明したように、マインドフルネスな状態の脳では、デフォルト・モード・ネットワークという神経回路が活性化します。

デフォルト・モード・ネットワークの中心となっているのは、後帯状皮質《こうたいじょうひしつ》（ＰＣＣ）と背側前帯状皮質《はいそくぜんたいじょうひしつ》（ｄＡＣＣ）の二つの領域からなる脳回路です。ＰＣＣは、背側視覚経路と結びついて外界の情報にアンテナを張るような役割があり、ｄＡＣＣは、記憶や情動系と強い結びつきがあります。この二つの領域は、内側前頭前野と前頭眼窩野《がんか》とつながっています。

デフォルト・モード・ネットワークは、こういった脳内の複数の領域の連結によって構成されています。その中でもとくに、ＰＣＣはデフォルト・モード・ネットワークでも中心的なハブとしての役割をしています。

デフォルト・モード・ネットワークは、脳が何も考えていないときに活発に働き、課題や外部からの刺激を与えられたりすると、活動が低下します。デフォルト・モード・ネットワークが働くときは脳がアイドリング状態になっているのでタスクネガティブといい、働かないときは課題や刺激に応じた脳の領域が活性化されているのでタスクポジティブといいます。

デフォルト・モード・ネットワークは、何も考えていないとき、つまりぼーっとしているときに働きますが、そのとき脳は何をしているのかというと、無意識で脳の中を整理したり、自分自身を振り返ったりしています。

この状態を放っておくと、過去や未来に意識が向き思考がさまようというマインド・ワンダリングが起きやすいことがわかっています。

デフォルト・モード・ネットワークが働いていてもマインドフルな状態にするには、瞑想をするといいでしょう。**瞑想によって、デフォルト・モード・ネットワークの回路内の結合がより強固なものになります。**

瞑想を何日か続けると、脳の前頭葉の背外側前頭前野（ＤＬＰＦＣ）という脳の司令塔と呼ばれ、思考や認知にかかわる重要な部分の働きが向上します。さらにＤＬＰＦＣと、デフォルト・モード・ネットワークとが同期して活発に働きます。すると、デフォルト・

モード・ネットワークがうまくコントロールされ、マインド・ワンダリングに陥るような過剰な活動が抑えられます。

瞑想の結果、マインド・ワンダリングが抑えられることで、ストレスが減少します。さらに、一般的脳機能の中でもメタ認知や統合作用が高まるといわれています。つまり自分自身を客観的に見つめる能力や、経験を統合してそこに意味を見出すといった能力が向上します。そうなるとコミュニケーション能力の向上やクリエイティビティが増すといわれています。

瞑想は呼吸に意識を集中させるだけ

デフォルト・モード・ネットワークが働いて、マインドフルな状態になるには、瞑想をするといいと言いました。

しかし実際に瞑想をしてみると、慣れないうちは「今、ここ」よりも、過去や未来に意識がいってしまっている時間の方が長かったりするかもしれません。人間の思考はひとつのことに集中することが苦手で、すぐに「ここではないどこか」へ飛んでいってしまうからです。

瞑想はそんな注意散漫な状態から、「今、ここ」で起こっていることに注意を向けて集中した状態にしていきます。瞬間、瞬間、自分の内側と外側で起こっていることに気づき、あるがままを観察していきます。そして、心が未来や過去などの「ここではないどこか」に向かったら、それに気づいた時点で「今、ここ」の現実に引き戻すことが大切です。

瞑想は難しいイメージがありますが、**基本は自分のしている呼吸に注意を向けるだけ。**意識が呼吸からずれたと気づいたら、注意をまた呼吸に戻していきます。瞑想の基本はただそれを繰り返すだけです。

呼吸を整えることで、脳やカラダの状態が整えられ、呼吸に集中することで注意や感情が引き込まれていくという効果も期待できます。

呼吸に集中する基本的な瞑想は、座ってやるので散歩をしたり走りながらというわけにはいきません。

具体的なやり方は、床やいすに姿勢を正して座って2、3分程度自分の呼吸にすべての注意を向けることです。

今この瞬間、自分がどんな呼吸をしているか確認しましょう。
繰り返される呼吸を、ただ観察します。
息を吸い込んだり、吐き出したりするたびに、
お腹が膨らんだりへこんだりする様子に注意を向けます。
入ってくる息、出ていく息のリズムに乗っていきます。
呼吸はコントロールしようとせず、ただ感じるだけです。
呼吸のリズムに乗って、瞬間ごとに、注意を向けましょう。
呼吸の途中で雑念がわいてきて意識がそらされた、
と感じたら再び注意を呼吸に引き戻します。
これを2、3分間続けます。

・いかがだったでしょうか。これが瞑想の基本となるものです。
これを続けることで、マインド・ワンダリングに陥ることなく、マインドフルネスな状態に自分を持っていくことができます。

さまよう意識が創造性を発揮させる

これまではデフォルト・モード・ネットワークのひとつの重要な概念としてのマインド・ワンダリングについては、注意散漫になる、自分の心理をコントロールする力の欠如、などの観点から否定的なとらえ方をしてきました。

しかし、最近になってマインド・ワンダリングには肯定的な働きもあることがわかってきました。とくに注目されているのが、創造性との関係です。アメリカのカリフォルニア大学のジョナサン・スクーラーは、意識をさまよわせておくことが創造的な思考にとって重要だという説を唱えています。創造の過程において、初期段階では意識が自由にさまよう期間が必要だというのです。

マインド・ワンダリングによって、最初はAについて考えていたが、AからBに思考が移り、CからDに行きつくことがある。目の前の課題Aだけにしがみついていると、AからB、C、Dへとひらめく瞬間を逃してしまう。はっとするようなアイディアが思い浮かぶのは、課題Aについてしか考えないときではなく、意識を自由にさまよわせるマインド・ワンダリングの時間なのです。

ただし、意識が散漫に漂うだけで、創造性に結びつかないこともあります。このときの意識には統合性がなく、他律的です。たとえば、テレビのチャンネルを次々に変えるように脈絡なくランダムに意識をさまよわせ受け身な状態になると、統合性はなく、他律的といえます。仮にこれを統合なきマインド・ワンダリングと名づけましょう。この統合なきマインド・ワンダリングが、従来言われてきた否定的な意味でのマインド・ワンダリングです。

一方で、自分が取り組みたい課題や疑問が何であるかを日ごろから自律的に認識している場合は、意識が自然に課題に向かっていくため創造性に結びつきやすい。アメリカのコロンビア大学教授のマリア・メイソンによれば、マインド・ワンダリングの最中、さまよう意識は完全にランダムな動きをするのではなく、ある一定の目的地に向かう傾向があるといいます。

とはいえ、日ごろから課題を自律的に認識するだけでは、統合なきマインド・ワンダリングを抑えるのは難しいといえます。ではどうするのかというと、マインド・ワンダリングはデフォルト・モード・ネットワークの中に入っているものなので、やはり瞑想をするのがお勧めです。これにより、統合なきマインド・ワンダリングの暴走を防ぎ、創造性豊かなマインド・ワンダリングが働くことになります。

扁桃体の活動が抑制され、コルチゾールも正常値に

マインドフルネスがストレスを減少させる効果を持つことは、世界中で報告されています。実際の脳においてもさまざまな部位で変化を見せています。

まず一つ目として、瞑想によって扁桃体《へんとうたい》の活動の一部が抑制されることがわかっています。

扁桃体とは、大脳辺縁系の一部であり、記憶やストレス耐性において主要な役割を果たしています。

強いストレスを受けた人の脳がどのような影響を受けるかを調査したところ、扁桃体の活動が活発になっていることがわかりました。扁桃体は強い不安や恐怖、緊張が長く続くと過剰に働き、ストレスホルモンを分泌させるきっかけになります。そのため、ささいな

ストレスにも過剰に反応するようになります。
ところが、脳がマインドフルの状態になると、扁桃体の活動の一部が抑制されるというデータが示されました。つまりストレスへの過剰反応が抑えられたことになります。

二つ目としては、瞑想によって、コルチゾールが早く正常値に回復したという報告があります。

コルチゾールは、恐れや脅威、不安を感じたときに脳から指令を受けて、腎臓のすぐ上にある副腎から分泌されるストレスホルモンです。体内にある資源を集結させ、ストレスによる炎症を抑える働きがあり、ストレスにカラダが対処できるようにしてくれます。しかし、ストレスがたまりすぎると、コルチゾールが過度に分泌され続けるようになってしまいます。こうなると、脳やカラダにダメージを与え、脳の神経細胞を殺してしまうことになります。

このような状態でも瞑想などを行ってマインドフルになると、コルチゾールが抑制されて、ストレス削減につながります。

不安や恐怖など、正体のよくわからないものに関して脳は対処しにくいため、過剰反応してしまいます。不安は対象がよく見えないため増大しやすく、恐怖は物事が起きる前が一番感じやすい。ホラー映画などでもモンスターが出てくる前が一番怖くて、一旦出てきてしまうと恐怖心が薄らいで対処できるようになるのと同じです。

扁桃体やコルチゾールのストレスに対する反応はストレスを突き止め、それに対応する活動をすることですが、ターゲットが絞れるとより効率的に対処できます。つまり**マインドフルになって自分の人生のネガティブな要因に気づけると、脳の回路はストレスに対して効率的に対処できる**ということです。

瞑想で、失われた海馬が回復

失われた脳の細胞は元に戻らない、と以前は考えられていました。しかし、今では**歩行や瞑想によって海馬にある灰白質の容積が密集し増大する**ことがわかっています。

海馬は大脳辺縁系の中にあり、主に記憶を司り、感情にも関係しています。アルツハイマー型認知症の患者は、海馬が縮小しています。また認知症でなくても、高齢者の海馬は年1～2％の割合で小さくなっているといいます。

ストレスによっても海馬は影響を受けています。

ネズミを使ったある実験があります。２０１６年に放送され話題となったＮＨＫスペシャルシリーズ『キラーストレス』という番組内でも紹介されました。ネズミを長時間檻に閉じ込めて、慢性的にストレスを与え続けると、海馬を構成する神経細胞の突起が減少したというものです。

ストレスがかかり続ける状況では、脳内にあふれたコルチゾールによって海馬の神経細胞がむしばまれ、突起が減少したと考えられます。ストレスによって海馬が縮小することで、うつ病につながる可能性もあります。


ところが、アメリカのある研究によると、平均年齢60代後半の被験者に1日40分の歩行を週3回のペースで1年間続けてもらったところ、海馬の容積が平均2％増したという報告があります。なぜかというと、歩行により脳の神経細胞の新生を促す物質が血液中に増えたからです。

またマインドフルネス瞑想を行うことでも、海馬が回復したといいます。

海馬は、脳の中の図書館司書のような働きをしています。認知や思考を司る前頭前野という注文の多い雇い主から、頻繁にすでに保管してある記録の提出を求められたり、新しい情報の保存を命じられたりしながら働いています。そのため前頭前野が休みなく働き続けると、海馬は慢性的な疲労に陥ります。この状態が慢性的にストレスを与えられている状況といえます。

このときに瞑想を行うとどうなるのか。前頭前野は呼吸や周囲の気配という「今、ここ」に注意を向けるため、その間は海馬に命令をしなくなるのです。そのため、海馬は休憩することで疲労が癒やされ、結果的に縮小した海馬の回復につながります。

最近、『観察力を磨く 名画読解』（エイミー・E・ハーマン 著、岡本由香子 翻訳）いう本を読みました。著者のハーマンは、FBIやCIA、ニューヨーク市警、ロンドン警視庁のほか、大手企業でセミナーを行っている美術史家です。どのようなセミナーかというと、美術作品を見ることによって、観察力や分析力を高めるというもの。これはマインドフルネスに通じるものがあるのではないでしょうか。

「今、ここ」で起こっていることに注意を向けることは、それが絵画鑑賞であっても、自分の心を観察したり、周囲に注意を向ける鍛錬にもなるからです。

遺伝子さえ変えてしまうマインドフルネス

瞑想を続けることによって、扁桃体の活動は減少し、コルチゾールの分泌量が減り、海馬が回復しました。

さらに最新の研究により、病気やストレスに関係しているRIPK2という遺伝子の働きを抑えることがわかってきました。

その発見をしたのが、アメリカのウィスコンシン大学のリチャード・デビッドソン教授。教授は人の「脳」がどのようにして「心」を生んでいるのかを研究する第一人者で、瞑想時の脳の状態を計測することで、心理学、精神医学の新たな分野を開拓してきた人物です。

肥満やがん、老化、動脈硬化などになると、カラダの中では弱い炎症がずっと続いている状態になります。またがん細胞は炎症反応を利用して増殖することが知られています。

RIPK2は慢性の炎症に関係する遺伝子で、瞑想を行うとRIPK2の活動が低下することがわかりました。このように、マインドフルネスは、扁桃体や海馬などの脳の構造自体を変えるだけでなく、遺伝子にまで影響を与えることができるとわかったのです。要するに、**心のあり様によって遺伝子をも変える**ことが科学的に証明されたのです（NHKスペシャル取材班著『キラーストレス――心と体をどう守るか』NHK出版新書参照）。

考え方次第で脳が変わる

瞑想は脳の構造を変え、遺伝子までも変えることがわかりました。さらに、感情や感覚といったものを脳に伝達するシステムにも変化を及ぼします。

多くの瞑想体験者は、体験後は広い視野で物事をとらえることができたり、恐怖や不安の感情に飲み込まれないようになったり、衝動的に過剰な反応をしてしまう傾向が抑えられるようになります。そしてそれらの変化は、実際に脳内で起きた変化として科学的に証明されているのです。

カリフォルニア大学ロサンゼルス校の精神神経科医のジェフリー・シュワルツは強迫神経症を持つ人の脳を調べました。

強迫神経症の患者たちは、家を出たあとちゃんと鍵を閉めただろうか、ストーブをつけっぱなしで出てきてしまったのではないだろうかと、取り越し苦労や妄想に取りつかれることがあります。そのため、何度も家に戻って鍵がかかっているか確認したり、ストーブをチェックしたりしてしまいます。

このような症状を持つ人の脳を調べると、眼窩前頭皮質と線条体《せんじょうたい》という二つの領域の活動が高くなっていることが判明しました。

眼窩前頭皮質は前頭葉の下部にあり、何か奇妙なことが起こったらそれに気づく働きがあります。眼窩前頭皮質と扁桃体から入力を受け取っているのが線条体です。眼窩前頭皮質と線条体は脳の中に心配する回路をつくっていますが、強迫神経症の患者はこの回路が活動し続けています。

シュワルツは、患者たちに瞑想を試しています。すると、患者たちは冷静に自分の心の状態を観察できるようになり、日常のさまざまなことに対して感情的に反応することが減りました。そして自分がなにかが変だと感じているのは、脳の回路が過剰に活動しているからなのだと気づけるようになったといいます。

つまり患者たちは、脳から送られてくる過剰なメッセージに抵抗できるようになり、脳の暴走にコントロールされることがなくなったのです。

「今、ここ」でやるべきことに集中する

マインドフルネスは、ストレスを軽減させることがわかりましたが、日常生活を送る上ではどんなことに気をつければいいでしょうか。

当たり前のことですが、私たちの生活は瞑想をしているときよりも、していないときの方がずっと長いです。私たちは瞑想をしていないときでも、常にマインドフルな状態でいられるようにすべきなのです。

日常生活をマインドフルにするには、一見複雑に見える仕事や、一見ややこしく見える状況でも、「今、ここ」で何をやるべきかに集中すると、次第に次に何をすべきか見えてきて道が開けます。

たとえば、商談の場合も「この商談がうまくいけば出世できるかもしれない」と考えてプレゼンテーションを行うのではなく、商品そのものに注意を向けて説明することでいい

結果が出ます。

逆に、サッカー選手が試合中に「あと1点とらないと、ワールドカップに出場できない！」と思いながらプレーをしていると、「今、ここ」が見えていないため次に自分がどう動けばいいかという的確な判断ができなくなります。これでは試合には勝てません。

「今、ここ」に目がいっていない人ほど、迷ったり悩んだりしていることが多いです。そういう人は、大きな言葉で考えてしまう傾向にあります。「仕事をやる意味はなんなのか」「人生の目的とは」といった感じに。人生がうまくいっている人は、目の前のことに集中しているだけで、意外と大きなことができたりします。

未来への不安や過去の失敗など余計なことは考えず、今、何をしたら自分の人生が良くなるかに集中することが大事です。「今、ここ」に集中していると、考えていることや感じていることを客観的に観察できて、心とカラダが休まり、ストレスや緊張から解放され心が穏やかになります。

たとえば、お茶を飲んだらほっとした、お風呂に入ったらゆったりした気持ちになった、掃除をしたらすっきりしたなど、**些細な瞬間に集中して「今、ここ」を感じれば、それは**

日常の中で瞑想をやっているようなものです。

新幹線清掃員の脳はどうなっているのか

天台宗《てんだいしゅう》の僧侶であった酒井雄哉《さかいゆうさい》さんは、天台宗の総本山、比叡山延暦寺《ひえいざんえんりゃくじ》で行われた「千《せん》日回峰行《にちかいほうぎょう》」を１９８０年と１９８７年の２回達成されました。

千日回峰行とは、７年間にわたって延べ千日、滋賀県と京都府にまたがる比叡山の峰々を1日30キロ（6・7年目は1日60キロ）、各地の社寺を参拝して回り、７００日終えると9日間の堂入りが行われ、断食、断水、不眠、不臥《ふが》で真言《しんごん》を唱え続けるという荒行《あらぎょう》のことです。４００年の歴史の中でも2回達成したのは3人しかおらず、その一人が酒井雄哉さんです。

酒井さんは、千日回峰行という過酷な修行を続けるために、マインドフルな状態で山道を歩いていたといいます。歩くことは「**歩行禅**」といって、一種の瞑想のような効果があるとおっしゃっていました。**歩くことで、脳の中のさまざまな情報が整理され、気にかか**

っていたことが、解きほぐされます。そして、心のかたちが整えられ、正しい判断ができるようになります。

ある程度、負荷のかかった習慣（早起きやランニングなどのちょっとした習慣も含まれます）を維持するためには、集中していながらも、フラットな状態であることが求められます。気合が入り過ぎると息切れしてしまいますので、頑張るという姿勢はとらない。脱力して肩の力を抜くけれど続けられる、というのが長続きする秘訣です。言い換えると、「頑張らないんだけど、続けられる」ということ。

それでは集中してフラットな状態のとき脳はどうなっているでしょうか。

まず脳内のストレス要因は最小になっています。感覚や感情などが統合できていて、全体を俯瞰《ふかん》して見ることができます。**究極のマインドフル状態です。**

例えていうならば、新幹線の清掃をしている人のような状態です。彼らは新幹線の車内1両あたり一人、わずか7分間で完璧に整えることができ、その仕事ぶりが世界中から賞賛されるまでになっています。

新幹線の清掃員の人たちは、新幹線が到着してドアが開くと、さーっと流れるように入ってきます。そしてものすごいスピードで座席を直したり、ごみを回収したり、テーブルを拭いたり、窓のブラインドを上げたり、細かいところまで見落とすことなくきれいにします。しかも楽しそうにやっています。

このときに「掃除を頑張るぞ！」とシャカリキになってやると、細かい部分を見逃してしまいます。限られた時間の中で、効率よく掃除をするには、周りが全部見えていることが必要なのです。

おそらく新幹線の清掃員の脳は、ストレスがなく統合されているマインドフルな状態だといえるでしょう。

もう学力は必要ない？

先日、ベネッセコーポレーションが運営している「ルートH」という、アイビーリーグなどの海外のトップ大学進学者向けの進学塾で指導している方と、お話しする機会がありました。

ハーバード大学やイェール大学など、アイビーリーグといわれるアメリカの名門大学の入学試験はテストの点数だけではなく、受験生のこれまでの人生すべてを見るような問題が出されるそうです。

たとえば、ショートクエスチョンといって、好きな映画や小説、音楽などを書かせる項目があるのですが、その受験生がどういう人物であるのか判断するためにすごく重要だと聞きました。

今の日本の大学の一般入試では、試験の点数だけで合否を決められてしまいます。しかし、海外のトップ大学ではこれまでの経験のすべてが合否にかかわってくるという考えが根底にあります。つまり学科の勉強だけでなくいろいろな分野のことを見渡している人でないと合格できなくなっています。

これからの日本の入試も、海外のように試験の点数がすべてではなくなっていくことは、確実だと思われます。おそらく、これからは多くの大学でAO入試に移行していくでしょう。

AO入試は学科試験ではなく、内申書や活動報告書、学習計画書、志望理由書、面接、小論文などにより受験生の個性や適性を多面的に評価する選抜方法です。AO入試に関しでは、学科試験を行わないため、学生の学力低下につながるという声がある一方で、一部の大学ではＡＯ入試で入学した学生の方が、一般入試の学生よりも学力が優秀であるという報告もなされています。

なぜＡＯ入試に移行していくのかというと、人工知能が発達してきたことと無関係ではありません。人工知能と人間の能力を比較した場合、人間は暗記や知識、計算の速さでは人工知能にはかないません。要するに、従来の学力が必要なくなるのです。

昔の中国の、科挙《かきょ》という国の役人に登用される試験では、古典を暗記することが必須条件でしたが、今はそういう能力は必要ない。受験のテクニックも通用しません。たとえば、今、難関といわれる大学の入学試験では、興福寺の構内図が示されていてその中にある建物の建造年代が何年であるか、という問題が出たりするわけです。そういう細かい知識を問わないと試験で差が出ないためですが、人工知能が出てきて情報化していく時代においては不要な知識です。

これからは、全体を俯瞰できるようなマインドフル的能力の方が求められる時代になるでしょう。つまり、ロングテールを見渡すことができる能力です。

たとえば人生において、これが重要だということを順に並べてリスト化していくと、リストの最後の方は一見するとたいして重要じゃない項目も出てきます。ですが、一見重要でなさそうに見えるものでも幅広くかつ多様にリスト化しておくことで後の人生に効いてくることもあります。このようなロングテールを人生全般、物事全般において見渡せることが大事になってくるのです。

今の自分にとって何が一番重要か

ロングテールを見渡すことができたら、次に必要になってくるのが、多様なリストの中からそのときどきに合わせて、自分にとって今重要なことを見つけて優先順位をつけること。

これにはある程度のスキルが必要になってきます。

たとえば、運転に慣れていない人だと、前を見ることにばかり集中してしまって、バックミラーやサイドミラーに映る景色にまで神経が回りません。

慣れてくると、特別に意識しなくても、周囲に目を配り安全に運転することができます。前を見て運転していても、バックミラーは常に視野の中にあるので、フロントから見える景色と同時に、バックミラーの景色も見えているということです。

ここでは車の運転をたとえに出しましたが、仕事や人間関係など生きていく上でのスキルが上がると、そのときの自分にとって何を優先すべきかが見えてきます。

イメージとしては自分の人生で起こっていること、これから起こりつつあることを映画のように一つの映像として見られるということです。

僕の場合でいうと、大学で授業をしていて、大学院生の指導もして、自分の論文を書いて、学会で発表し、テレビやラジオの仕事をこなし、本を書いたりしています。それらひとつひとつのスキルが上がっていくと、どれを優先させてどれを後回しにするか、という優先順位がおのずと見えてくるものです。

第4章　実践！　茂木式マインドフルネス

実は逆輸入だったマインドフルネス

今のマインドフルネスのもととなったものは、もともとは仏教の瞑想の伝統からきていますが、マインドフルネスを一躍有名にしたのは、世界大手のインターネット関連企業グーグルの社員の間で広まり、その後アメリカ西海岸の名だたる大企業を中心に社員研修で取り入れられたことでしょう。さらに、米アップルの創業者スティーブ・ジョブズが禅に傾倒していたことも関係していると思われます。

ジョブズは若いころから禅を学び、曹洞宗《そうとうしゅう》の禅僧であった乙川弘文《おとかわこうぶん》氏に禅の指導を受けており、精神的指導者として慕っていたと聞きます。自身の結婚式も乙川氏に取り仕切ってもらったそうです。

もともと新しくスマートなものに目がないアメリカ西海岸のＩＴ関連企業はジョブズの禅に触発され、こぞって初期仏教や禅から、瞑想を一種の技術体系として抽出して、マインドフルネスを見出したのです。

ジョブズによりスタイリッシュなイメージをまとった禅は宗教色を排除したマインドフ

ルネスという名のもとで、1990年代に入ってから欧米に広がっていきます。

やがて遅ればせながら、徐々に日本にもマインドフルネスが入ってきます。マインドフルネスは、もともとは仏教の瞑想の伝統からきているはずなのですが、私たちはその価値をすっかり忘れてしまっていて、逆輸入という形で取り入れることになりました。

マインドフルネスというと、外来語のように聞こえますが、**もともとは日本人の持っていた知恵**だったわけですから、新しいものを取り入れるというよりは、取り戻すという感覚に近いのではないかと考えています。それだけマインドフルネスというのは、日本人にとっては近しい存在なのです。

実践マインドフルネス

ここからは、実際にマインドフルネス瞑想を実践したいという方のために、具体的なやり方を解説していきたいと思います。

ただしその前にひとつだけ、注意点があります。

マインドフルネス瞑想は、自分の内面に目を向け、集中するという側面があるので、精神的に不安定な状態にあったり、うつ病などの精神的な病気を患っていらっしゃる方は病状を悪化させてしまう可能性もありますので、医師に相談してからにしてください。

これから紹介するマインドフルネス瞑想は、僕が翻訳したリチャード・デビッドソン、シャロン・ベグリー著『心を整えれば、シンプルに生きられる』（三笠書房王様文庫）の本文から抜粋したものです。

著者の一人リチャード・デビッドソン教授は、すでに3章で紹介したかと思いますが、米ウィスコンシン大学の教授で、心理学者であり脳神経科学者です。タイム誌の「世界で最も影響力のある一〇〇人」に選ばれた実績のある科学者であり、マインドフルネスに関する研究でも世界の注目を集めています。もう一人の著者シャロン・ベグリー氏は、『ニューズウィーク』誌の科学記事コラムニスト兼編集者。第一線で活躍する心理学者や脳神経学者との共著も多数あります。

●不安が消える「気づきの瞑想」

3章では呼吸に集中する基本的な瞑想を紹介しました。ここでは、呼吸に集中するという基本を踏まえたうえで、不安が消える「気づきの瞑想」を解説します。目は開けていても閉じていてもかまいません。やりやすい方でOKです。長さは1回座るたびに、5～10分。1日に2回やるのが理想です。楽にできるようになってきたら、少しずつ座る時間を延ばしてみてください。

「気づきの瞑想」①――呼吸法　時間5～10分×1日2回

一、もっとも目が冴えている時間帯を選び、床、あるいはいすにまっすぐ座って、眠くならないように背骨をまっすぐに伸ばしたまま、他の力は抜いてリラックスします。

二、呼吸に集中します。呼吸が全体にどんな感覚をもたらすかに注意しましょう。息を吸い込んだり吐き出したりするたびに、お腹がどんなふうに動くか注意してみてください。

三、鼻先に意識を向けてください。呼吸するたびにさまざまな感覚が生じていることに注意してみます。

四、無関係な思考や感覚が生じて注意を逸らされてしまったら、ただ再び注意を呼吸に戻すようにします。

この呼吸法のコツがつかめたと感じたら、一度、呼吸から離れて（呼吸は戻ってくる場所として考えて）、今、その瞬間にあなたの心を支配している内容（考え、感情、カラダの感覚）に注意を向けてみてください。

それについて深く考え込んだり、何らかの判断をしたりすることなく、生じているものをありのままに見るのです。

この方法では、自分の思考、感情、感覚を一瞬一瞬、ただあるがままに観察するトレーニングをします。そして中立的にものを見ることによって、それぞれの思考から発展していくネガティブな連鎖を断ち切ることができるのです。

「仕事について心配するのはやめなくちゃ」と思っていたら、「ああ、仕事の問題について、また意識しているなあ、面白いな」というふうに見方を変え、「ひざが死ぬほど痛い！」というのは「ああ、ひざからの信号が脳に届いたな」というふうに変えてみます。

もし、また自己批判的な思考（「あのプロジェクト、締め切り前にもっと余裕をもって終わらせておけばよかった！　本当に私はグズでダメだ……」）に迷い込んでしまったら、公平なものの見方ができるように、戻していきます。

●「全身スキャン」で、心を磨く

呼吸法とセットでやるといいエクササイズが、「気づきの瞑想」の一種で、「全身スキャン」と呼ばれる方法です。

「気づきの瞑想」②——全身スキャン　時間5〜10分×1日2回

一、床やいすにまっすぐ座り、背骨をまっすぐにして居眠りをしないように、その姿勢を保ったままリラックスしてください。

二、つま先、足、足首、ひざ下、ひざ……という感じで、ある場所から次の場所へ、体全体に注意をくまなく動かしていきます。

それぞれの場所に特有の感覚があるでしょう。それぞれの場所にかかっている圧力、温度などの違いに注目してみましょう。体のそれぞれの部位について「考える」のではなく、その感覚を「感じる」ようにしてください。このようにして体に対する「あるがまま」の意識を育んでいきます。

三、思考や感覚が飛躍して、グルグル連想しはじめたら、心を落ち着けるために呼吸に注意を戻しましょう。

1日に2回ほどこのエクササイズを試してみると、数週間後には自分の思考、感情、感覚とのかかわり方が変わっていることに気づくはずです。

自分に批判的になったり、パニックになったり、強迫観念的になったりしないで、それらをただ感じることができるようになります。

それらがつくるくよくよ思考の迷路に迷い込むことなく、ただそれを意識することができることでしょう。

「あるがまま」の意識を強化することによって、自分の思考や感情に乗っとられてしまうことがなくなります。

歩くだけでマインドフルネスになれる「歩行禅」

具体的な瞑想のやり方を解説してきましたが、実をいうと僕自身は一度、青森県の恐山《おそれざん》菩提寺の禅僧、南直哉《みなみじきさい》さんの指導のもとで座禅を組んだことはありますが、それ以外は日常的にじっくりと座って瞑想を行っているわけではありません。

1章にも書いたように、マインドフルネスがどういう状態かを理解する上では、座って瞑想をするのは意義があることだとは思いますが、**常に瞑想をしなければマインドフルな状態になれないわけではないのです。**一度、瞑想をしてみてマインドフルネスの感覚をつかんでしまえば、日常生活の中でマインドフルな状態になることはできます。

それこそ、お皿を洗っているときでも、掃除をしているときでも、ご飯を食べているときでも、お茶をたてているときでもマインドフルになれます。

僕の場合は、主に歩いているときと、走っているときマインドフルな状態になります。

まずは歩いているときにマインドフルになる、「歩行禅」について説明しましょう。

「歩行禅」とは天台宗の僧侶、酒井雄哉さんが**「歩くことによって座禅を組むのと同じ効果が得られる」と提唱した禅のスタイル**です。

歩行禅は読んで字のごとく、歩きながら禅を組むこと。といっても、禅寺で座禅を組むような恰好をしたり、何か特別な儀式をしたりするわけではありません。散歩を発展させたようなものですが、散歩と違うのは、あれこれ考えながら歩くのではなく、余計な邪念を持たず、**ただひたすら「無の境地」で歩く**ことです。

僕の場合は、ひとつの仕事場から次の仕事場へ移動するときにタクシーや電車を使わずに歩くことが歩行禅になっています。東京駅から渋谷や新宿までとか、とにかくよく歩きます。一番長かったのは、自由が丘から横浜まで歩いたときで、あのときは4時間30分くらいかかりました。

歩き方のポイントは、座禅と同じように、ゆったりとした呼吸を心がけること。よく速足できびきびとウォーキングをしている人を見かけますが、そういうフォームで歩くと、意識がフォームにばかり囚われてしまうのでよくありません。そうではなく体の力を抜いて歩き、頭の中は何も考えずにぼーっとすることです。

私たち現代人は思った以上にぼーっとするのが苦手です。効率化の時代ですから、空いた時間があれば予定を詰め込んでしまいます。電車での通勤や通学時でも、携帯電話を見たりゲームをしたり、本や新聞を読んだり仮眠をとったりと、常に何かをしています。

ちなみに寝ている時間は、ぼーっとしていることには含まれません。目を覚ましていながら、特定の作業や思考をしていない瞑想状態というのが、案外難しいのです。だからこそ、僕は歩くことでぼーっとした時間を確保しています。

ぼーっとすることで、脳の中でデフォルト・モード・ネットワークが働き、脳をメンテナンスしはじめマインドフルな状態にもっていくことができるのです。

自分がよく知っている場所を歩く

それではどんな場所を、どれくらいの時間歩くのがいいのでしょうか。

先ほど、僕は仕事場から仕事場へ移動するときに歩くと言いましたが、僕の場合はその時間が１日のうちで一番適しているからそうしているだけであって、とくにお勧めしているわけではありません。

脳をマインドフルにするために歩くのに一番適している場所は、自分がよく知っているところです。よく知らない場所だと、どうしても周りの景色に気を取られてきょろきょろしてしまって、純粋に歩くことに集中できなくなるからです。

頭の中をからっぽにするのが目的なので、ある程度外界への感覚が遮断されている状態が望ましいのです。したがって雑念が生まれやすい刺激を脳に与えるものは避けましょう。たとえば、誰かとしゃべりながらだったり、音楽を聴きながらだったり、考え事をしながら歩いていると頭をからっぽにすることができません。ですので、できれば一人静かに歩くことをお勧めします。

外界への感覚遮断が大事だと述べましたが、意識しすぎて極端に遮断する必要もありません。たとえば、耳栓をして外からの情報を無理やり遮断したり、わざと人気《ひとけ》のないところを選んで歩くなどはしなくていいでしょう。

歩く時間ですが、目安としては自分が心地よいと思うペースで頭の中がからっぽになるまで歩き続けるのがいいでしょう。

ただ慣れないうちは、目や耳から入ってくる外界からの情報や自分の考え事などに意識が奪われがちです。ですから、あまり短い時間だと頭がからっぽにはなりませんので、最低でも10分以上は歩くことをお勧めします。慣れてきたら、その日の状態や歩くペースによってその日に歩く時間を変えてもいいでしょう。

成功者が運動を習慣化している理由

歩行禅をすることで、デフォルト・モード・ネットワークが働き、脳をメンテナンスすることは前述しました。それ以外にも、**歩いたり走ったりといった有酸素運動が脳にいい影響を及ぼすことがわかってきました。**

脳の司令塔といわれる前頭前野は、人間の行動の9割をコントロールしています。この前頭前野は、運動によって鍛えることができます。

前頭前野は、主に情報処理や判断を司っており、運動によって強化することで仕事や勉強においても集中力や判断力を高められる効果があります。

成功者の多くがウォーキングやランニングが趣味という話をよく聞きますが、彼らは運動を習慣化させることで仕事のパフォーマンスが上がることを経験的にか、あるいは本などを読んで脳科学的効果があることを知っているのでしょう。

さらに運動を習慣化すると、自律神経の興奮を抑えることもわかっています。自律神経の興奮がおさまると、ストレス反応の暴走を抑え、ストレスが解消します。

アメリカのウェイン州立大学のパトリック・ミューラー准教授の研究によると、運動をさせているネズミと、させていないネズミを比較すると、脳の「延髄《えんずい》」と呼ばれる部分に、変化が見られたといいます。

延髄は脳の最下部で脊髄《せきずい》のすぐ上にあります。扁桃体の情報を自律神経に伝える重要な役割を担い、自律神経自体の制御にもかかわっています。その延髄の神経細胞の突起が、運動をさせているネズミは、させていないネズミのほぼ半数になっていたことがわかったのです。

突起が多いと、延髄の神経細胞が扁桃体から受け取る情報が増えます。情報が多すぎると、それが自律神経に伝わり、興奮を促します。ところが、運動をすることにより、延髄の神経細胞の突起が減ると、受け取る情報が減少して、延髄から適正な量の情報が伝わるようになり、自律神経が興奮することがなくなります。

この変化を継続させるためには、運動を習慣化させることが大事です。運動をしなくなると、すぐに元に戻ってしまいます。具体的には、**息が少し上がる程度の速度で歩く有酸素運動を週3回、1日30分ずつ行うと効果的だという結果が出ていますので、ぜひ続けてみてください。**

「瞑想ランニング」のススメ

僕は「歩行禅」を習慣化しているのと同時に、**走りながら瞑想する「瞑想ランニング」**もやっています。

走る時間帯は、朝です。なぜ朝なのかというと、夕方や夜はどうしても会食や飲み会が入ってしまうため、走る時間を確保するのが難しいからです。

だいたい毎日、4時半から6時の間に起きて、ニュースをチェックしてから、さまざまな事柄についてツイッターでつぶやきます。その後、メールをチェックして朝食をとりおわると、ランニングに出かける準備をします。

僕は走ると決めたら、なるべく早くスタートを切りたいタイプ。それは走るための準備に時間をかけてしまうと、「準備に時間がかかるから、今日はめんどうだから走るのをやめようかな」と思ってしまいがちだからです。

だから、走るための服装や持ち物はなるべく手早く整えられるようにしています。具体的にいうと、服装はそのときに着ているTシャツの上にウィンドブレーカーを羽織り、下は短パンにはき替えるだけです。ランニング用のタイツをはくこともありません。暖かい季節は、ウィンドブレーカーも着ないで、Tシャツのまま走りにいきます。

ランニング時の持ち物は、スマートフォンとポケットティッシュ、千円札だけなので、すべて短パンのポケットにおさまってしまいます。スマートフォンは、アプリでその日のランニングの距離や速度を計測するために持ちます。ポケットティッシュは、公園でトイレに寄ったときのためです。千円札は、途中で給水が必要なときにコンビニで飲み物などを買うときのために一応用意しておきます。

ここまでの準備で、全部で3分程度しかかかりません。

いよいよランニングに出かけます。

走るコースは、歩行禅と同じく自分がよく知っている場所を走る場合と、いつもとは違う場所を走る場合とに分けています。

走ることに慣れていない人は、まずは自分がよく知っている場所を走ることをお勧めします。できれば周回コースがいいでしょう。というのは、いつもと同じ場所だと、周りの景色に気をとられず、頭の中をからっぽにしやすいことと、一人の思考の世界に浸り、自分の内面と静かに向き合いやすくなるからです。つまりマインドフルな状態に入りやすいということです。

走るのに慣れてきたら、いつもと違う場所を走るのもよいでしょう。というのは、いつもと違うコースから受ける外界の刺激によって前頭葉が鍛えられるからです。

また走りながら、ときどき立ち止まって参拝するのも瞑想ランニングにとってはお勧めです。僕は家の近所を走るときは、神社があるところを選んで参拝しながら走ることもあります。走っていて、鳥居が見えてきたらそこからは歩いて境内に入り、目を閉じて手を合わせてお参りします。お参りしているときは、たとえ短い時間であっても心が整えられますのでプチ瞑想にもなります。

走る速さや時間は、どのくらいが適切でしょうか。

僕の場合は、慣れていることもあって１キロ５分30秒から６分ペースで走っていますが、人によって適度な速さは違います。初心者であれば、1キロ8分から9分、早歩きより少し速いくらいが無理のない速度でしょう。

どのくらいの時間走るのがいいのかというと、慣れないうちはなかなか頭の中をからっぽにできないので、1時間くらいを目安に走ると心地よくマインドフルネスの状態に入れますが、慣れてくれば20分あれば十分です。

歩行禅と同じく、外界の刺激はなるべくシャットアウトして（音楽を聴きながらもお勧めできません）、視線は落とし気味にして、周囲を気にしないようにしましょう。

習慣化は、今ある生活の中に組み込めばいい

日常生活の中で手軽にできる瞑想として、歩行禅や瞑想ランニングをお勧めしてきましたが、普段、歩いたり、走ったりする習慣がない方にとってはそれでも、「続けるのは大変そうだ」と思うかもしれません。

実は、毎日走ることを日課にしている僕でさえも、走る前は「ああ、めんどくさいな。

このまま家にいたいな」と思うことがしばしばあります。とくに寒い日の朝は、着替えて外に出ると思うだけで気が重くなることもあります。

それでも僕が続けられるのは、歩くことや走ることを今の生活習慣の中にうまく組み込めているからだと思います。たとえば、歩くのは仕事場から仕事場への移動のときですので、これを生活習慣に組み込むのは簡単です。移動は仕事のために必ずしなければならない行為だから、その間は何かしらの手段を使って移動しなければなりませんから、歩くのはもはや必然になります。

走るのはどうなのかというと、歩くときほど必ずやらなければならない行為ではないのですが、僕の毎朝の生活習慣の中にしっかりと組み込まれています。朝起きて、ニュースをチェックして、ツイッターをやって、朝食を食べて、ランニングをするというのが一連の流れとして定着しているので、「走らないとなんだか気持ちが落ち着かない、気持ちが悪い」という感覚になっています。

確かに、家を出る前は「めんどくさいなあ」と思うのですが、いざ走り出すと、心拍数が上がっていくのに合わせて気持ちも高揚していきます。すると「走るって、なんて楽しいんだろう！」という気持ちに切り替わります。

2章でも話したように、習慣化にやる気はいりません。やる気があろうがなかろうが、毎日続けていれば自動的にできてしまうものなのです。もちろん、習慣化するまでは時間がかかります。1、2週間続いたとしても、まだまだ習慣化しないでしょう。それでも、途中でやめてしまっても、とぎれとぎれでもいいからまた始めることが大事なのです。

また習慣化にやる気はいりませんが、楽しいと思うことは必要です。走ることは僕にとっては、めんどうではあるけれどとても楽しい時間です。

走っているときが一番純粋な時間だという気がします。自分が「今、ここ」にいるという感覚を一番持つことができるのが走っている時間でしょうか。

人間の行動のほとんどは、何かの目的のために行われますが、走っていること自体に目的というのは特にないと思います。もちろん、ダイエットのためとか、レースに出るためといった目的はあるのかもしれませんが、それでも絶対に必要な目的——たとえば仕事や自己実現——とは違います。

走っていることで、誰かが褒めてくれるわけでもないし、走ることが仕事になっているわけでもない。それでも、走っているのはただ楽しいからではないでしょうか。**純粋に楽しいと思うことが続ける力になります。**

街と一体化する「旅ラン」

観光を兼ねて旅先でランニングをする、「旅ラン」が流行っています。知らない土地の新鮮な景色を楽しみながら、走ることが一番の目的です。

僕は年に何度も国内外へ出張する機会があります。以前は出張の度に、いつもの朝のランニングができなくなってしまうと少し残念な気分を味わっていたのですが、数年前に「そうだ！　旅先でも走ればいいじゃないか」と思いつきました。それ以来、出張の際には必ず、ランニングシューズとウィンドブレーカー、短パンを持っていくことにしています。

歩いて観光をするのも素敵なことですが、荷物を持たずウィンドブレーカーに短パンという恰好で走っていると、観光客というよりはその土地の人間になれたような快感があります。そして走ることで、景色が早回しでどんどん変わり、角をひとつ曲がると全然違う風景が広がる。まるで映画の中にいてその流れを体感しているような気分に浸れます。

これまで国内外、百カ所以上で旅ランをしてきました。なかでも印象的だったのが、ローマでの旅ラン。

スマートフォンの地図アプリを使って目的地を「カラカラ浴場跡」に設定して走り始めました。すると、目の前にいきなり「コロッセオ」が現れた。走っていたらたまたま発見したので、感動もひとしおでした。カラカラ浴場跡にたどりついたあとは、もっと走りたいという気持ちが勝ってテベレ川に沿ってバチカンを目指すことにしました。

バチカンまでの道では何かのイベントで古代ローマ人の衣装を着た人たちの集団に出くわしました。彼らを横目に見ながらバチカンに到着するも、次の予定まで時間がないことが判明して、映画『ローマの休日』でも出てきた「サンタンジェロ城」を通り抜けホテルまで戻りました。走行距離12キロの旅ランでした。

走っていると、街と自分が一体化したような不思議な感覚にとらわれました。これも観光バスでは味わえない感覚なのでしょう。

「旅ラン」で刺激を得て、「瞑想ラン」で情報を整理する

脳科学的にいうと、「旅ラン」と「瞑想ランニング」の違いは何でしょうか。

「旅ラン」は、道を曲がるたびに驚きと感動を運んでくれます。好奇心がおおいに満たされ、脳にとってはかなりの刺激になります。脳は新しい刺激ほど、ドーパミンを出して、報酬系の回路を活性化させます。

一方で、「瞑想ランニング」は、慣れ親しんだいつもの場所を、頭をからっぽにして走ります。「旅ラン」とは真逆の状態です。このときに、デフォルト・モード・ネットワークが働きマインドフルな状態になります。すると、アイディアが浮かんできたり、小説の展開を思いついたり、脳が創造的に働きます。

哲学者の西田幾多郎《にしだきたろう》が散策しながら思考にふけったという京都の左京区・若王子《にゃくおうじ》神社から法然院《ほうねんいん》下を銀閣寺に至る疏水《そすい》べりに「哲学の道」がありますが、ここは彼にとっては慣れ親しんだいつもの場所だったからこそ、インスピレーションを得ることができたのでしょう。

「旅ラン」ではあまり新しいことは思いつきません。むしろ、新しいことに触れて、創造性を生むための素材をインプットしている状態です。

脳は新しい情報を入力し、それを分類・整理・解釈することで新しいアイディアを生み出していきます。インプットだけではダメで、咀嚼したり、発酵させたりするプロセスも必要なのです。

このインプットが**「旅ラン」であり、分類・整理・解釈が「瞑想ランニング」**の役割です。「旅ラン」から刺激や情報を得て感情を動かし、「瞑想ランニング」で頭をからっぽにして情報を整理してストレスを軽減する。この二つを使い分けることで、脳をよりよく働かせることができるようになるのです。

脳は苦しいときほど、幸福感に浸れる

いつもマインドフルな状態で心穏やかに気持ちよく過ごしたい、と思っていても日によって、頭の中ががちゃがちゃしていたりして、どうもマインドフルになりきれないという日もあるかと思います。

長年、歩行禅や瞑想ランニングを続けている僕でさえ、「今日はなんだか落ち着かない。ストレスがたまっているのかもしれない」と思う日がたまにあります。

そんな日はどうするのかというと、やはりいつも通り走りに出かけます。走りはじめてしばらくは、「今日はいつもより体が重いな。いつもより息が上がるな」と感じて自分のコンディションがよくないことを思い知らされます。しかし、これは決して悪いことではありません。いつも走っていると、その日のコンディションが手に取るようにわかるからです。

人は意外と自分の今の状態を把握するのが苦手です。疲れていても疲れに気がつかずに休息することなく、働いてかえってストレスをどんどんためてしまう人もいるくらいですから。まずは今の自分の状態に気づくことが非常に大事です。気づけばそれなりに対処できます。

だからこそ、**僕は毎日走って今の自分の状態を知るように心がけています。**しばらく走って、あまりに調子が悪いときは途中でやめることもありますが、たいてい調子が悪いと思いつつ走っているときは、体ではなく脳が疲れてストレスがたまっているときです。

ですから、走っていれば次第に脳が喜びを感じます。これは歩いたり、走ったりすることを習慣にしている人はみんな知っている利点だと思います。いわゆるランナーズ・ハイ、ウォーカーズ・ハイと呼ばれる状態で、運動をしている最中に彼らは恍惚感や陶酔感を感じています。

この現象を脳科学的に説明すると、走ったり、歩いたりすることで脳がα波を出すことでリラックスし、心身ともに幸せな状態に入り、脳内の視床下部《ししょうかぶ》や脳下垂体《のうかすいたい》からβエンドルフィンが分泌されます。βエンドルフィンは神経伝達物質の一種で、鎮痛効果や気分の高揚・幸福感が得られるため「脳内麻薬」と呼ばれています。幸福感をもたらすことから、ストレスが軽減され、免疫系の作用の向上も見られるため体の疲れもとれていきます。

βエンドルフィンは猿が仲間同士で毛づくろいをするときにも、分泌されることがわかっています。つまり歩いたり、走ったりすることで私たちは自分で自分を毛づくろいをするように癒やしていることになるのでしょう。

エンドルフィンにはα、β、γ（アルファ、ベーター、ガンマ）の3種類があり、βエンドルフィンはその中でも苦痛を取り除くときにもっとも多く分泌されます。要するに、脳は苦痛を感じると快楽物質を出すようにできています。楽しいことや楽なことばかりしていては、脳内麻薬は分泌されないのです。

ランナーズ・ハイ、ウォーカーズ・ハイと呼ばれる状態になるには、ある程度の運動量が必要になってきます。5分や10分程度の運動では分泌されません。軽く汗をかくくらい、

30分程度の運動が必要になってきます。苦痛を感じないと、快楽物質は分泌されないからです。

走ることの利点は、快楽物質だけではありません。僕がこれは見逃せないメリットだと思うのは謙虚になれることです。

レースに出て走っていると、沿道で応援をしてくれる人がいっぱいいて、そこから元気をもらうことは確かです。でも誰も自分の代わりに走ってくれるわけではない。苦しいけれど、最後まで自分の足だけで走らなければならない。そう思うと、普段偉そうなことを言っていても所詮は、この程度の速さでしか走れない無力な自分がいると気づかされます。するととても謙虚な気持ちになれます。

謙虚さと同時に、今の自分をありのまま受け入れるというマインドフルな状態にもなれます。

ネット社会になってから気づかされたのは、ネット住民の中には自我が拡大してしまっている人が多いことです。実際よりも自分を大きく見せようという人が多いという感じでしょうか。

たとえば、どこかに遊びに行ったときも楽しそうにしている写真をネット上にアップすることで、本当はそれほど充実しているわけでもない自分の生活を、楽しく充実しているように見せかける人もいます。ネットは身体と一体化していない分、自我がより拡大してしまうのではないでしょうか。

本当の自分とネット上の自分がかけ離れている、そう感じている人ほど走ってみたらいいのではないかと思います。

人と違うルートを自分なりのペースで走る

僕は走るときは、誰かと走ることはありません。一人で走ります。

そのために、走るコースに関しては、結構気を使います。他のランナーがいると、その人のペースが気になって自分のペースが守れなくなってしまうためです。

したがって他の人が走らないコースを探しながら走ります。普段走っているところは普通の住宅街なのですが、なるべくランナーが走らなそうなところを走っています。ところが、それでもたまに前方にランナーを見つけることがあります。そういうときは、別の道を探して避けるようにしています。あるいは、後方から誰かが走ってくる気配を感じたら、靴紐を結ぶふりをして立ち止まって先に行ってもらったりします。

「旅ラン」をするときは、裏道を走ります。

この間、水戸で仕事があり旅ランをしました。走る前に地図を見ていたら大きな公園があり、そこを走り抜けたら楽しいだろうなあ、と思っていつもの「裏道を行く」という鉄則を破って公園を走っていたら、案の定ランナーがたくさんいました。しかたなく途中で公園を抜け、公園横の誰もいない河川敷を走りました。

なぜ、そこまでして一人で走りたいのかというと、これは人生全般に通じることですが、仕事でも勉強でも人を気にしているとマインドフルにはなれないからです。**マインドフルネスとは、自分自身との対話であって人を気にしていると乱れてしまうものです。**

人を気にすると、人と比べることになってしまいます。人と自分を比べると、どうしても「自分は周りから後れをとっている」と思ってしまい焦ってしまいます。焦らなければうまくいったのに、人と比べて焦ったばっかりに空回りすることもよくあることでしょう。

僕は僕のペースで行きたいので、あえて一人で走るのです。

みんなで走った方が楽しい、という意見もありますが、人と走ることで無理して速く走ったり、あるいは人に合わせて遅いペースで走ると、うまく走れないのです。そうなると、ランニングの継続という意味でもマイナスになると考えています。

人生においても、人と違うルートを自分なりのペースで生きていけばいいと思っています。

日常の中にマインドフルネスを忍ばせる

瞑想をしてマインドフルの感覚をつかむことも大切ですが、瞑想をしていない時間でもマインドフルでいられたら、マインドフルネスから得られる恩恵——幸福、ストレス軽減、自己実現、創造性、共生、気づき、コミュニケーション能力、集中——をより多く感じることができます。

そのためには自分にとって、マインドフルになれるネタをたくさん持っていることが重要です。

僕の場合は前述したように、歩くことと走ることですが、ほかにもマインドフルになれることは、日常の中にあふれています。

たとえば、たった**1杯のお茶を飲むとき**でも、お茶を飲むことに全神経を集中させることができれば、それも瞑想をしているのと同じ効果が得られます。

また食事をするときも、食べ物の色、形を目でじっくり観察してから、匂いを嗅ぎ、口の中に入れてからは舌の上で味覚を感じ、ゆっくりと噛み砕いて味わっていけば「**食べる瞑想**」になります。

お風呂に入るときは、湯船に浸かりながらあれこれと思いを巡らすのではなく、お風呂そのものを堪能します。「今日のお湯は肌にしみるなあ」「冷えた指先がじんじんしてだんだん温まってくるのがわかるなあ」「入浴剤の香りが心地いい」など、瞬間瞬間に注意を向けると「**入浴瞑想**」になります。

通勤、通学などの道のりでも考え事をしたり目的地のことを気にしたりせずに、四季のうつろいや、鳥のさえずり、どこからかただよってくる花の香り、風の匂いなどを感じ、**一歩一歩踏みしめて歩く感覚などを感じ取ればそれも瞑想になるのです。**

ほかにも、歯を磨いているとき、スーパーでの買い物中、トイレに入っている時間、仲間と雑談している時間など、日常生活のちょっとした時間で今やっていることに集中できれば、雑念が消え、マインドフルな時間が増え心穏やかになります。

音楽にも瞑想効果がある

音楽を聴くことでも、瞑想状態になれます。

音楽で瞑想というと、クラシックがいいのではないか、とつい思ってしまうでしょう。確かに、楽曲の性質上、クラシックはリラックス効果を生みやすいという面はあると思います。

しかし、最近の研究によると、音楽を聴くと脳の報酬系が活性化するのですが、**自分の好きな音楽でないと脳は活動しない**らしいのです。たとえば、リラックス効果が高いと一般的には言われているモーツァルトの楽曲を、モーツァルト好きに聴いてもらえばリラックス効果が認められます。

一方で、それほどモーツァルトに興味がない人に聴いてもらった結果、リラックス効果はそれほど認められないことがわかってきました。つまり同じ楽曲であっても、全員が同じ反応を示すわけではないのです。むしろ、脳がリラックスしたり、刺激されたりする音楽は、その人が好きな音楽だといえます。

僕は日常生活の中で音楽をよく聴いていますが、音楽そのものが好きだという以外に、音楽によって気持ちを切り替えているようなところがあります。こういう気分になりたいときは、この音楽を聴くというように。

そのためには、できるだけたくさんの音楽を聴いて、自分のお気に入りをつくるようにしています。

僕はクラシックも聴くけれど、ジャズもロックもポップ・ミュージックもジャンルを問わずに聴きます。ビートルズも聴くし、最近の音楽だとヒップ・ホップのファレル・ウィリアムスやカントリー・ポップのテイラー・スウィフトも聴きます。もちろん、日本のＪポップを聴いたりもします。

いろんな音楽のレパートリーを持っていると、今のこの状態の気分を変えたいときは、この音楽がいい、とすぐにわかるのがとてもいいです。

また頭の中に自分の好きな音楽がたくさんつまっていると、それだけ人生も豊かになります。

ユーモアはマインドフルネスの入口である

僕は飛行機に乗ったら必ず、落語を聴きます。JAL（日本航空）に乗ったときは「JAL名人会」、ANA（全日空）に乗ったときは、「全日空寄席」を聴いて、それ以外のチャンネルは聴きません。

落語は、しゃべりのリズムと話の内容が面白いためつい引き込まれてしまい、聴いている間、他のことを考える隙を与えません。それもあって、**落語を聴いていると「今、ここ」に集中できます。**つまり落語を聴いている時間も僕にとってはマインドフルな状態になっています。心地よいしゃべりのリズムとユーモアがゆったりとした気持ちにさせてくれるのでしょう。

ユーモアとマインドフルネスは、すごくいい関係にあります。ユーモアで心身ともにときほぐされて柔らかい状態にならないと、マインドフルの状態にはならないからです。怒ったり、悲しんだり、不安になったりすると、マインドフルネスには入りにくいですから、ユーモアはマインドフルネスへの入口であるともいえます。

落語の演目には、トラブルが起きても機転や知恵で何とか乗り切ってしまうというパターンが多く出てきます。

たとえば、与太郎噺《よたろうばなし》。与太郎とは愚か者、馬鹿者の代名詞となっていますが、落語に出てくる代表的な登場人物です。ぼんやりした人物で、のんきで楽天的な性格。何をやっても失敗ばかりします。

「孝行糖《こうこうとう》」という演目では、主人公の与太郎は親孝行者だとして奉行所《ぶぎょうしょ》から表彰され褒賞金として青挿《あおざ》し五貫文《ごかんもん》（青く染めた麻ひもに通した一文銭《いちもんせん》の束五本）を与えられます。

与太郎はそのお金を元手に長屋の住民や大家のアドバイスにしたがって、飴《あめ》売りの商売を始めます。

ある住民が飴の名前を与太郎の親孝行にちなんで「孝行糖」と名付けて、売り出したらどうかと提案する。与太郎はその案にのって、派手な衣装を着て太鼓や鉦《かね》を打ち鳴らしながら飴売りをします。「飴を食べさせれば、子どもが親孝行になる」と評判になり、与太郎の飴は連日飛ぶように売れます。

ある日、与太郎は小石川の水戸様の屋敷の前で、いつもの調子で「孝行糖、孝行糖」と口上を言いながら、鉦や太鼓を打ち鳴らし始める。それを聴いた門番が、「御門前にて鳴り物はならん」と注意しても与太郎は聞かず相変わらず、鉦を鳴らし太鼓をたたく。

怒った門番は与太郎を六尺棒で打ち据える。そこを与太郎の知人が通りかかり、門番に事情を説明し、与太郎にはここで商売をしてはいけないといさめます。そして「お前は打ち首にされてもおかしくなかったが、親孝行の徳で助かったんだ。どれ、どこを打たれたのか言ってみろ」と言われ、与太郎は泣きながら体を指して「こぉこぉとぉ（ここと）、こぉこぉとぉ（ここと）」と言う。

なんとも馬鹿馬鹿しい落ちなのですが、与太郎噺にはトラブルが起きてそれを何とかするという対処の仕方が書いてあるのです。

「紙入れ」という演目があります。小間物問屋《こまものどんや》の新吉は、出入り先のおかみさんから誘惑される。ところがそこにちょうど旦那が帰ってくる。慌てたおかみさんは、新吉を裏口から逃がします。

翌朝、新吉はおかみさん直筆の「遊びにいらっしゃい」という手紙が入っている紙入れを忘れてきてしまったことに気づきます。その紙入れは新吉のものだと旦那に知られている。絶体絶命です。

焦った新吉は逃亡を決意しますが、ともかく先方の様子を探ろうと、翌朝再び旦那のところを訪ねます。ところが出てきた旦那はいつも通り。変に思った新吉は、他の家の出来事と称して昨晩の出来事を語ってみるのですが、旦那は相変わらず無反応。

混乱した新吉の前に浮気相手のおかみさんがあらわれて、「あーら、そりゃ心配だけど、亭主の留守に若い男を引っ張り込んで、いいことをしようというおかみさんだもの、そんな紙入れが落ちていれば、旦那が気づく前にしまっちまうよ」と言って新吉を安堵させます。旦那は「ま、たとえ紙入れに気づいたって、女房を取られるような馬鹿だ。そこまで気づくまい」と笑い飛ばします。

落語には人生で起こりうる数々のトラブルの対処法が書いてあります。落語を聴いていると、もし現実に起こったとしたらどう対処すればいいかがわかるので、現実のシミュレーションにはなるのではないでしょうか。

席を立つことで、今いる文脈から一旦離れてみる

小学校のころ、授業と授業の合間に10分くらいの休み時間があったと思います。そのときに、あなたは校庭に出て遊んでいるタイプでしたか？　それとも机に座ったままのタイプでしたか？

さてマインドフルネスの見地からいうと、どちらのタイプがいいのでしょう。答えをいうと、校庭に出て遊んでいる子の方が、マインドフルになりやすいタイプだといえます。

机に座ったままの子というのは、ひとつの授業から次の授業までの間、同じ場所に留まっているので、なかなか気持ちの切り替えができません。そうなると、前の授業のことを引きずってしまい、次の授業に集中できなくなる可能性が高いのです。

反対に、外に遊びに行った子は、校内にいて授業を受けていたという文脈から、一旦離れることができます。休み時間に席を立つことで文脈をちょっと外れて、その時間帯にも、そのあとの授業の時間帯にもいい効果をもたらします。

というのは、**一旦文脈を離れることで、気持ちの切り替えがうまくいって**、休み時間も、そのあとの授業の時間も「今、ここ」で起こっていることに注意を向けるだけの集中力が養えているからです。

僕は大人になった今でも、たとえば会議などの合間の休憩時間には、席を離れるようにしています。さすがに、子どものころのようにドッジボールをするわけにもいかないので、窓際に立ってぼーっと外を眺めています。それだけで、会議という文脈から離れて引きずることがなくなります。

空間的にその場を離れるだけで、文脈から離れられ、自分の気持ちも整理ができて、帰ってきたときにはいろんなアイディアが浮かんでいることもあります。

みなさんもぜひ、会議では休憩中に席を立ち、飲み会だったらこっそりと席を離れてみてください。いつもと違った風景が見えるはずです。

永平寺の悟りのシステム

禅僧の南直哉《みなみじきさい》さんは、日本一厳しい修行が行われることで知られる、福井県にある曹洞宗の大本山永平寺《えいへいじ》で約20年間修行生活を送ってこられた方です。

以前、直哉さんに永平寺での修行生活について伺ったことがあります。永平寺では朝起きてから夜寝るまでのスケジュールが厳密にびっしりと決まっています。また作法やルールについても細かい取り決めがあります。

食事を頂く作法、トイレの作法、歩き方、立ち方、部屋へ入る作法、寝る作法、咳やくしゃみの仕方まで、日常生活すべてにおいて事細かく決められています。たとえば、食事の作法は一汁一菜の食事を一粒残さずきれいに食べながらも、最後は器は洗わないで少し残しておいた食べ物を使って器をきれいにして、そのまま戸棚にしまう所作まですべて決められています。

また自分より上の立場の人の目を見てはいけない。見習い期間中は、はい、いいえ以外しゃべることはできない。はい、いいえ以外でしゃべる必要があるときは、合掌して待ち、上の人が許可したときのみ許されます。足音や鼻をすする音など、その他すべての音を立てる行為は禁止です。寒くても寒がってはいけない。暑くても暑がってはいけない。感情を表には出さない、などのルールがあります。

このように細かなことまでルール化されているということは、変な話ですが永平寺での生活においては、次に何をすべきか自分で考える必要がありません。**ただひたすら、プロセスとしての所作を繰り返すことで、マインドフルネスが育まれ、悟りが得られる**のです。

永平寺では、これだけのことをしたからこれだけのメリットがあるというような得点システム的な発想は、徹底的に否定されます。私たちが住む世界では、どういう仕事をしてどれだけの実績を上げたかが出世に関係してきますが、永平寺においては一切関係がありません。何をしても何を言ってもそれでどうということがない。

それどころか、自分が自分であるというアイデンティティさえ消し去られます。永平寺に修行にやってくるまでの経歴や肩書、どんな人間だったかも関係ないのです。

社会的な文脈から外れたところに身をおいて、ひたすら修行をするのみ。不思議なことに、そのようにして自己のアイデンティティも得点システムも否定したところで、日常を繰り返していくところに悟りがあるのです。

朝起きてから出かけるまでをルール化する

永平寺の修行のシステムを私たちの生活で応用すれば、うだうだ迷ったり、くよくよ悩むことも少なくなります。

僕の場合は、永平寺にはとうてい及びませんが、朝のスケジュールはかなり細かくルール化しています。朝起きたらまず一番にやるのが、ツイッターのトレンドワードをチェックすること。トレンドを確認するのは、一般のニュースに出てこない若い世代の情報を効率よく収集するためです。この作業に1分くらいかけます。

そのあとは、好きな飲み物を買いがてら、近所のコンビニエンスストアまで歩いて行く過程で目を完全に覚ますようにしています。往復で10分程度です。帰ってきてからは、ツイッター上で今気になっている事柄について連続でツイートします。10分から15分かけます。

それが終わると、メールチェックに10分。毎朝、大量のメールが届いているので、こういうメールは優先させるべきメール、などと事前に決めているのでほとんど悩むことなく次から次へと処理していきます。でないと、とても10分では片付きません。

次に朝食を食べながら新聞に目を通します。これに20分。そして朝のランニングをしたあとにシャワーを浴びます。両方で20分から30分くらいでしょうか。

ランニングが終わると、いよいよ本格的な仕事に入っていきます。日によってやることはまちまちで、学会が近い場合はデータ解析をします。雑誌の締め切りが近ければ原稿を書きます。それからは、家を出て仕事先に向かいます。

朝の一連の流れはいつもだいたい同じです。ルール化されているので、余計なことを考える時間もありません。

イメージでいうと、**ルール化することで、悩みや迷いを小さな領域に押し込めていく**感じでしょうか。このようにすると、余計なことを考えず、「今、ここ」に浸れるようになります。

出会って数秒がマインドフルネスのゴールデンタイム

日本のビジネスの現場でよく見られる光景に、名刺交換があります。「まずは、ご挨拶させてください」と言って名刺を取り出して、お互いに交換する例のやつです。僕は「初対面でいきなり名刺交換をするのはやめよう」と常々言っています。

というのは、相手に会った最初の数秒間で、脳にとっては一番強烈な刺激を受けるからです。神経細胞が猛烈な勢いで活動を始めて、相手のことを知ろうとします。そして最初の数秒は、「今、ここ」で起こっていることに注意を向けるというマインドフルネスのゴールデンタイムでもあるのです。

しかし、そこで名刺交換をしてしまうと、、名刺ばかり見て、その人の肩書や社会的立場ばかり気にすることになってしまいます。そして相手を知った気になって満足して終わってしまう。形式にとらわれてしまうと、どうしてもマインドフルネスから外れていってしまいます。これは非常にもったいないことです。

初対面でいきなり名刺を渡すというのは、日本だけです。欧米では、相手の目をしっかりと見て握手をし、挨拶を交わします。こうすれば、生身のその人を五感で受け止めることに全力で集中でき、本来脳が受け取れる相手の情報が読み取れます。

以前、グーグルが主催している会議に出席したときも、やはりすぐに名刺交換を行っている人は一人もいませんでした。いろいろな人たちが、ずっと議論し合っていて、会議の最後になって、「もうちょっと話したいね。連絡先を教えてくれる？」となって、そこで初めて名刺交換が行われました。

カリフォルニアのロングビーチで行われたTEDの会場でも、もちろん最初に名刺交換をしたりはしません。会場では大きく書かれたファーストネームと、小さく書かれたその人の所属している組織のネームプレートをつけて、会った人といきなり「What are you interested in?」と話し始めます。

「君は、何に興味を持っているの？」「俺は、こういうことやっているよ」「ああ！　そうなのか面白いね」という感じで話して、最後に名刺交換をしました。

海外に行くと、日本のビジネスマナーがいかに国際標準から外れ、マインドフルネスからもかけ離れているかがわかるでしょう。

最初に名刺交換をしてしまうと、相手のことを肩書で見てしまって本質はよくわからないまま、という以外にも「セレンディピティの機会」を逃してしまうこともあります。セレンディピティとは、偶然の幸運にめぐり合う能力のことですが、セレンディピティにとって大事なのは、「行動」を起こし、その出会いに「気づき」、起こったことを「受容」することです。

名刺交換をして形式的にしか人と出会えないとすると、「気づき」が得られません。「気づき」がなければ出会ったとしても、偶然の幸運を活かすことはできません。逆にいうと、**セレンディピティの機会をつかむには、「今、ここ」に目を向けるというマインドフルな態度であることが大切なのです。**

計画を立てずに旅をしてみる

19世紀のアイルランド出身の作家、オスカー・ワイルドは『ドリアン・グレイの肖像』『サロメ』『真面目が肝心』など数々の傑作を世に生み出し、作家としての名声をほしいままにしていました。また派手な生活と独特の美意識で、人々の耳目を集め社交界の寵児でもありました。

ゲイであったオスカー・ワイルドは、ある貴族の美しい息子と恋仲になります。ところが、そのことが恋人の美男子の父親に知れてしまい告発されてしまいます。当時のイギリスでは同性愛は罪だったのです。ワイルドは逮捕され、投獄されてしまいます。社交界の寵児だった天才は、一夜にして人々から軽蔑される存在にまで転落します。

オスカー・ワイルドは、獄中で自分自身を振り返り、恋人に宛てた手紙の形で、『獄中記』を記します。その中で彼は「銀行家になりたい人は、銀行家になる。弁護士になりたい人は、弁護士になる。自分以外の何ものかになりたい人は、それになって終わる。一方、自分自身になりたい人は、どこに行くかわからない。どこに流れ着くか、自身でも知らないのだ」と書いています。

オスカー・ワイルドが言っているのは、ある目標を立ててそれを達成していくという生き方は、うまくいけば目標を達成することはできるが、目標以上の人生になることはないということ。つまり、予想もしていなかった自分というものを発見することはできないということです。

目標を立てて、それに向かって一個一個クリアしていくという生き方は、創造的な生き方からは程遠いでしょう。たとえば、何歳までに弁護士の資格を取って、何歳までに結婚して、何歳までに子どもをつくって、その子どもを有名中学に入れる。これをクリアしたら幸せという考えは、マインドフルネスの観点から見ても程遠い。

もっとも創造的な生き方というのは、オスカー・ワイルドが言うように、**自分自身にな**

ることです。自分自身になることは、自分自身でさえもどこに行くのかわからないという、想像を遥かに超えた生き方なのではないでしょうか。

自分自身になるような創造的な生き方は、どうすればできるのでしょうか。些細なことでもいいので、計画を立ててそれを達成するというのとは、真逆のことをやってみるべきです。

僕がお勧めしているのは、計画を立てずに旅行に行くことです。行き当たりばったりの旅。今はインターネットがあるので、旅の行程をかなり細かいところまで決めることができます。たとえば、京都の観光地を巡るとき、どこのお寺を観光し、移動手段にはどのバスに乗れば効率的に次のお寺に行けるのか、ということをすべて事前に調べることができます。そのようにすると、時間通りにバスに乗ることができたり、スムーズに次のお寺に行くことができます。けれども、計画通りに旅行することは果たして楽しいでしょうか。

旅は、予想もしないハプニングが起こるからこそ、楽しいはずです。次に何が起こるかわからないワクワク感が旅の醍醐《だいご》味《み》ではないでしょうか。

僕が今まで聞いた中で、一番すさまじいなと思った旅の仕方は次のようなものでした。

その人はその日に泊まる宿も、どこに行くかも何も決めずに韓国を旅したそうです。しかもハングルが全然わからない。適当に電車やバスを使って、あるいは歩いていろいろなところに行き、夜になったらその辺にある宿に泊まったそうです。ですから、旅をしている最中、自分がどこにいるのかもよくわからなかったとか。

そして旅から帰ってきてから、自分が巡った地名を地図で探して、「ああ、こういうところに行ったのか」と確認したそうです。

確かにすさまじい旅ではありますが、そこには次に何に出会うかわからないという、ワクワク感と創造性を刺激させられるものがあります。そういう旅をしてこそ、マインドフルになれるのだと思います。

さて「永平寺の悟りのシステム」のように、日常をルール化することによってマインドフルが育まれることと、「計画を立てずに旅行に行くこと」によって「今、ここ」の刺激を楽しみマインドフルになれることとは一見矛盾するように感じられるかもしれません。

しかし、どちらにも共通するのは、「今、ここ」で起こっていることに対して、注意を向けていることです。日常をルール化する場合は、ルール化によって余計なことを考えている暇がないので「今、ここ」に集中できます。計画を立てずに旅をする場合は、何が起こるかわからないというワクワク感のために「今、ここ」に留まることができます。

つまり日常のルール化による静かな集中と、計画を立てないことによって起こる高揚感からくる集中、どちらもマインドフルになれる要素があるのです。そのときどきの状況に合わせて、どちらのモードで「今、ここ」に集中するか切り替えられるようになれるといいでしょう。

嫌な人にも、あえてぶつかっていく

ビジネス・コンティニュイティ・プランという言葉があります。災害や不祥事など緊急事態が発生した際でも、企業が存続できるよう対応策などを事前に定めた事業継続計画のことです。

企業は日々、自然災害をはじめ火事や停電などの事故、犯罪、テロ、疫病などの外的リスク、欠陥商品や従業員による違法行為、システム障害などの内部リスクを抱えています。

これらのリスクが発生することによって、ビジネスが中断された場合、中断が長引けば長引くほど、企業評価の低下や信用の低下、減収などの度合いが大きくなります。最悪の場合には、企業の存続も危うい状況に追い込まれることもあります。

そこでビジネス・コンティニュイティ・プランは、設備や拠点などの代替機能の確保、情報システムのバックアップなどで備えて早期の事業復旧を目指しています。

つまり災害などの非常時でも、事業を続けていけるように普段から備えるための計画を立てておくことが、普段のビジネスにも役立つという考えなのです。

このことを人生に置き換えて考えてみると、普段の生活においてはマインドフルな状態を保って心穏やかに生活しているけれども、生きていく上ではマインドフルを乱す非常事態がたびたび発生するということです。

心配事が発生したり、誰かと比較してしまうような事態に陥ったり。そういったことに惑わされないで、**マインドフルの状態を保つためには**ビジネス・コンティニュイティ・プランのように、**いざというときにどう対処すればいいのかというシミュレーションを頭の中でしておく必要があります。**

たとえば、もしも離婚したらどうするのか、リストラにあったらどう動くのか、同僚が自分より早く出世したため嫉妬の感情を持ったらどう対処するのか。シミュレーションをしておけば、いざというときに動揺しないでマインドフルの状態を保つことができます。

同僚に対する嫉妬を例にしてどのような対処法があるか、考えてみましょう。

なるべくその同僚を避けるという方法はお勧めできません。避けようとすればするほど気になるのが人のさがです。

むしろ、同僚という抗原《こうげん》を持ったワクチンを受けるのだと思って、積極的に会って話をした方がいいでしょう。それで焦ってしまう自分がいたとしても、それはあくまで病原体に対する抗体産生を促すためのもので、本当の病気にかかるわけではないから、軽く済むはずだと考えます。

同僚に会って話をすることで、自分の中にある嫉妬という感情に免疫ができたと考えるべきでしょう。脳科学的に言うと、免疫というよりは、嫉妬に対応する回路ができていくということですが。

評論家の小林秀雄が禁煙をしようとしたときの面白いエピソードがあります。

小林秀雄は胃を悪くして、医者にかかったそうです。そこで先生にどうやったら胃痛が治るのか聞きました。先生は「タバコをやめれば治りますよ」と言った。「それならば、やめます」と言って小林秀雄が診察室を出ていこうとすると、先生に呼び止められます。「小林さん、忘れ物ですよ」と言って手渡されたのは、タバコとライターでした。

すかさず小林秀雄は「先生、私は禁煙するって今言ったじゃないですか」と答えたら、「いつもタバコとライターをポケットの中に入れておいて、それでも禁煙できるようじゃなきゃ、タバコはやめられないよ」と先生は言ったのだとか。

人間関係もこれと同じことで、人の話が気になるから聞かないというのは、本当にそれを乗り越えたことにはならない。何を聞いても、にこにこ笑っているくらいじゃないとダメなのです。

まだオバマ氏がアメリカの大統領だったころにニュースを見ていたら、演説中に反対派の人たちがいろいろなやじを飛ばしていました。そのときにオバマ氏はにこにこしながら、「ああ、いいんだよ。いいんだよ。言論の自由なんだから」と言って余裕の表情を浮かべていました。

会場にはトランプ氏の支持者もいて、オバマ氏が何か発言するたびにブーイングを浴びせかけたときにも、「誰だって、自分が支持する候補を応援する権利はあるよ」と答えている。

このとき、オバマ氏のような振る舞いをできる人が、マインドフルな状態を保てる人なのだと実感しました。

噂話は雑談のスパイス

雑談を楽しめているかどうかは、自分が今マインドフルの状態であるかどうかをはかるバロメーターになります。雑談を楽しめていれば、余計なことを考えておらず、その場の空気と一体化していることになるので、マインドフルな状態といえます。

反対に、心がざわついているときに、雑談をすることで心を落ち着かせマインドフルな状態に持っていくこともできます。

雑談とは言ってしまえば、どうでもいいことです。雑談をしたからといって自分の評価が上がるわけでもなければ、雑談が仕事になるわけでもありません。いわば雑談は無償の行為です。しかしだからこそ、リラックスでき、ストレス解消にもつながるのです。ただし、すべての雑談がいい効果をもたらすわけではありません。雑談にはいい雑談と悪い雑談があります。

いい雑談は生き生きとしていてメリハリがあって、その場にいるみんなが楽しい気分になれるものです。悪い雑談は、話題がひとつのことに凝り固まっていて、ずっと動かないもの。一人がずっと一人でしゃべっているとか、なんの話をしていても一人が必ず自分の話に持っていってしまうとか、愚痴や人の悪口を言うなどです。

「いいや、そんなことはない。愚痴や悪口こそがストレス解消になるんだ」という意見もあるでしょうが、愚痴や悪口が良くないのは、モノカルチャーになってしまうからです。

誰かの悪口を言うにしても、その人の多様な面が出てくるのならいいのですが、「あいつは、みんなの功績を全部自分の手柄みたいにして持っていっちゃう。ずるいし、うらやましい」ということ一点に悪口が集中してしまうと、その人の別の側面が見えてきません。

もしかしたら、その人は本当は仕事ができないために、それを隠すために必死になっているだけかもしれません。あるいは、中間管理職であるため上司の機嫌をとらなければいけないかわいそうな人という側面もあるかもしれません。このように、いろんな視点から見ると、その人は必ずしもうらやましい存在ではないかもしれない。いい雑談は、いろんな雑草が生えている庭のように多様性に満ちているものです。

愚痴や悪口は悪い雑談になりますが、噂話はスパイスになります。雑談はあまり真面目な話ばかりでは面白くありません。他人の噂話は会話に刺激を与え、大いに盛り上がります。悪意のない噂話は、仲間内での絆を深めることにもなります。

第5章　人生が変わるマインドフルネス

僕を変えた「マインドフルネス」との出会い

「僕が今送っているのは仮の生活で、本当の人生は今ここじゃない別のところにあるんだ」そういう思いを抱きながら、思春期の僕は生きていました。この言葉の裏には、「今の自分を受け入れることができない」という気持ちがあったのでしょう。

当時の僕は大学に入学したばかりでしたが、せっかく入った大学での生活に行き詰まりを感じていました。アインシュタインに憧れて、物理の世界に進み純粋に学問に没頭できると喜んでいた半面、人見知りが激しく新しく知り合った人と何を話していいかわからない状態でした。

とにかく人が大勢集まる場所が苦手だったので、新入生歓迎コンパにも行きませんでしたし、サークルにも入らなかった。同じ物理科の人たちともうまく馴染めませんでした。自分を棚に上げて言うのもなんですが、浮世離れした風変わりな人ばかりでどうも仲良くなれなかったのです。

そのため、友人も少なく「このままの自分ではダメだ！」と思っていたから、自分を受け入れることができませんでした。そのころの僕はマインドフルネスとは程遠いところにいたと思います。

今となっては誰も信じてくれないのですが、当時の僕は神経質で、理屈っぽく、生きていくのが苦しくて引きこもりみたいなところがありました。そして自分は何者なのか、自分はこれからどこに進んだらいいのか、自分のイメージが確立せず、ぐるぐると堂々巡りするばかりですっかり落ち込んでいました。

とうとう、大学構内にある学生相談所に駆け込んだのです。そこでエンカウンターグループというものに参加しました。エンカウンターグループとは、臨床《りんしょう》心理学者のカール・ロジャーズが開発した集団心理療法のひとつで、参加メンバーがそれぞれに感じている本音を言い合うというセッションです。

そのころはまだ、マインドフルネスという言葉はなかったですが、メンバーの誰かが何か発言したときに、それに対して正しいとか正しくないとか、賛成とか反対とか言うのではなく、ただその発言を受け止めるという姿勢で臨むことが求められていました。

コーチングのように、コーチが正解を持っていて、相手が違うことを言ったら正解に導くように指導するのではなく、相手が感じていることをそのまま受け止めるという、対等な人間関係がエンカウンターグループの特徴でした。

正解がないということでは、箱庭《はこにわ》療法もそうです。僕は合計して1年くらい学生相談所に通っていましたが、エンカウンターグループに参加した以外にも、箱庭療法もやりました。箱庭療法では、砂の入った箱の中にミニチュアの家や動物、人などをかたどった置物を置いて、自由に表現していきます。そこでどういう世界をつくるかは本人に任されています。

1年間に僕がつくった箱庭はたくさんあるのですが、今でもよく覚えているものがあります。箱庭の中に砂で山をつくり、山の上に1匹の猿を置いていました。山のふもとには、村人たちが集まってお祭りをしている様子を表現しました。

完成した箱庭を見たカウンセラーの先生に何を表現したかったのか説明を求められました。僕は「この猿は自分で、みんなと一緒にいたくないから一人で山の上にこもっている。でも完全に一人になることもできなくて、みんなが楽しそうにお祭りをしている様子を遠くからうらやましげに眺めているんです」と答えました。

当時の僕が、自分と世間との関係をどう眺めていたかが如実にあらわれた形になりました。このような箱庭療法を20回ほど続けましたが、そこに正解があるわけではなく、ただできた作品を眺めて感じるだけでした。

学生相談所に通って、エンカウンターグループに参加し箱庭療法をやったあたりから、僕はマインドフルネスにつながる考え方に触れ始めたのだと思います。そこで、マインドフルネスに象徴される、「今を感じ取る力」を養ったのではないでしょうか。

そしてここ数年でマインドフルネスという言葉や思考が流行りだしたことで、「今を感じ取る力」を人に伝えやすくなった気がします。

さらに言えば、時代がマインドフルネス的思考を求めているともいえます。グーグルやメタ（旧フェイスブック）などの最先端の企業が社内研修で取り入れているのも、そうした時代の流れに沿ったことなのでしょう。

相手をそのままそっくり受容する

マインドフルネスでない人にマインドフルネスの考えを伝えるのは、なかなか難しいことです。ひとつのやり方としては、もしマインドフルネスでない人がいたら、自分がマインドフルに振る舞って、相手がそれを見て少しずつでもその考えを真似してくれたら伝わっていくのではないかな、と考えています。

最近、面白い話を聞きました。2歳くらいの女の子が映画の『スター・ウォーズ』を観ていて、そこに登場するジャバ・ザ・ハットという太り過ぎた巨漢のカエルみたいな容姿の犯罪組織の親分が画面に映るたびに「怖い、怖い」と連発していたそうです。その様子を見ていたお父さんが、「怖いのはわかるよ。だけど、現実の世界にもジャバ・ザ・ハットみたいなおじさんがいるからね」と言ったと聞きました。

これには思わず、笑ってしまいました。実を言えば、僕自身もジャバ・ザ・ハットのようなおじさんを何度も目撃しているからです。もちろん、見た目がカエルみたいで犯罪組織の親分という意味で言っているのではありません。ジャバ・ザ・ハットのように、傍若《ぼうじゃく》無人《ぶじん》である意味人を怖がらせる存在というか……。

どういうおじさんかというと、たとえば初対面の女性に対して「君の容姿は、中の上程度かな」と本人を目の前にして堂々と発言したりする人です。そういう人は、学歴や肩書、容姿、年齢などで相手を決めつけて、「人生こうじゃなきゃいけない」「何歳までに結婚しなきゃいけない」などと思っている。そういう意味でジャバ・ザ・ハット並みに怖い。そしてマインドフルネスの思想からもっとも遠い。

そういう人は、目の前にいるその人そのものを感じていません。「今を感じ取る力」が欠如していて、相手の属性というフィルターを通してしか人を見ない。

そういう人を前にして、自分は相手の学歴や肩書、容姿、年齢などではなく、目の前の相手をそのままそっくり受容するという態度を見せる。それを見て、マインドフルネスの「今を感じ取る力」を感じてくれたらと思っています。

日常の中に些細な楽しみを見つける

先日、『この世界の片隅に』というアニメ映画を観ました。映画を観終わったあとに、すぐには席から立ち上がることができないくらい、映画の世界に浸っていたくなるような作品でした。

この作品は、日本アカデミー賞最優秀アニメーション作品賞や、キネマ旬報ベスト・テンで日本映画ベストワンに輝き、その他にも数々の賞を受賞しています。しかも異例のヒット作とも呼ばれています。

そもそもは、原作の漫画に惚れ込んだ監督が6年前に映画を企画し、資金ゼロからスタートするところから始まります。しかし、映画化に賛同した多くの一般の人々が出資したことで、映画は完成します。公開当初は、大がかりなプロモーションもない中、ミニシアターで細々と上映していましたが、SNSを通じて評判が広がり、2017年3月には観客動員数が190万人を突破しました。

映画の舞台は、太平洋戦争中の広島。東洋一の軍港と言われた呉《くれ》に嫁いだ主人公のすずの目線から描かれていきます。


僕が注目したのは、戦争を描いたこれまでの作品とはまったく違う表現方法でした。これまでの作品は、戦争の悲惨さや原爆投下後の広島の生々しい情景など、戦争というものを真正面から描いたものがほとんどです。

しかし『この世界の片隅に』では原爆投下のシーンも、原爆が落とされた広島市ではなく、遠く離れた呉から見た様子が、間接的に描かれています。遠いところの空がチカチカッと光って、しばらく後に突風が吹いてくる。実際に広島市では何が起こったのかわからないような描き方です。

人々の生活も戦時下にありながらも、**日常の中に些細な楽しみを見つけて、冗談を言い合ったりしながら生きている**主人公たちの姿が描かれています。その姿を見ていると、ここにもマインドフルネスが描かれていると感じます。

戦争という大きなことが起こっているけれど、市井の人々の生活は少ない配給の食材を工夫していかにお腹をいっぱいにするかとか、着物をほどいてどうやってもんぺをつくるか、といったまさに「今、ここ」に注意を向けて生きています。

その姿を見ていると、戦争を経験した人々は特別な存在ではなく、私たちと変わらない日常を生きていた普通の人たちなのだと感じます。

決めつけが不安を増大させる

２０１６年にセコム株式会社が20代以上の男女計５００人を対象に、日本人の不安に関する意識調査を実施しました。その結果、「最近不安を感じている人」は7割にも上りました。何に不安を感じているのかという問いに対しては、1位が「老後の生活や年金」、2位が「健康」、3位が「地震」だそうです。その他にも、日本人は世界で一番、不安や心配を抱きやすい国民だというデータもあります。

マインドフルネスの基本は「決めつけない」ことですが、日本人はあまりにも多くのことを決めつけて不安になっていると思います。

よく言われるのは、大卒と高卒の違いです。高卒の人と大卒の人が生涯もらえる賃金の差は平均で二千万円近くあるとか、親が高卒だと、その子どもも高卒である割合が高く、親が大卒であれば子どもも大卒である割合が高い。高卒の人は高卒の人同士で、大卒の人は大卒の人同士で結婚する確率が高いというデータもあります。

確かにそういう側面はありますし、日本では報道もそういうニュースを好んで出しているようなところがあります。だからといって、「高卒と大卒ではいろいろなことが違っていて、互いに分断されている」と思うのは違うのかな、と思います。

またそのことで、劣等感や不安を抱いて「自分は高卒だから○○ができない」と決めつけて自分で自分の限界をつくっている人が多いのではないかと感じます。

統計やデータはあくまで平均を示しているに過ぎません。個人個人で見ていけば、大卒よりも年収の高い高卒だっているし、親が高卒でも大学まで行く人だってたくさんいます。
決めつけてしまっている人は、自分に対しても他人に対しても決めつけてガラスの天井を勝手につくっていますが、**決めつけをしなくなったときに、不安は吹き飛び天井を突き破ることができるのです。**

最近のアスリートを見ていると、「日本人はこの種目でメダルをとれない」と昔から言われていた種目でも、決めつけないで果敢にメダルを狙いにいく人が多いと感じます。そういう人は実際にメダルをとってきます。

あらかじめ決めつけないことで、あらゆる可能性が広がります。そうすれば不安なんて感じている暇はないのではないでしょうか。

組織はマインドフルネスの最大の敵

現代人にとって組織で働くことは、避けては通れない宿命みたいなものです。
とくに高度経済成長期以降は、戦前にもまして会社や工場がつくられ、それまで農業や個人商店を営んでいた人たちも次々に組織に就職していきました。これはもう必然なので、「組織で働いてはいけない」とは言えませんが、組織の中で出会うさまざまなことがマインドフルネスの敵になっていることは否めません。

日本に限っていうと、日本の組織は一人当たりの生産性が低いと指摘されています。日本人の働き方は、必要な仕事を効率的にやるのではなく、与えられた時間が全部埋まるまで仕事を人工的に増やして長時間働いているようなところがあります。本当はもっとクリエイティブな仕事の仕方ができるのにやらない。となると、どうしても生産性は下がっていきます。

クリエイティブな仕事の仕方とは、本当に大事なことは何なのかを自分で感じ取っていくことです。つまりマインドフルな状態で仕事にあたることなのですが、それが組織に入ると全くできなくなってしまうのは残念なことです。

また形式主義やコンプライアンス（企業がルールに従って公正・公平に業務を遂行すること）を守ることも、マインドフルネスとは対極にある考えといえます。

たとえば、ある企画を実現させるためには、会議を何度も行ってやっと会議で企画が通っても、それだけではダメでこの項目とこの項目の条件を満たしていなければいけないとか、会議室ひとつ借りるにも、その目的を考えて行動するというよりは、ルールを優先させられてしまいます。上司に使用用途を書いた書類を提出して印をついてもらい、会議室を管理している部署に書類を提出したりしなければならなかったりするといったように。

このように、本来の仕事とはあまり関係のないところで煩雑な作業をさせられたりします。

もろろん、全部が不要な手続きだと言っているわけではありません。ある程度は仕方ないとは思いますが、形式主義やコンプライアンスに支配されてしまうと、頭をからっぽにして無の状態にしてから仕事に向き合うというマインドフルネスの姿勢で取り組むことが難しくなってしまいます。

マインドフルネスを実践しやすいのは、作家や陶芸家など自分のペースで好きなようにできる仕事人たちです。外部からの規制がかからない分、自分のやるべきことに没頭できるのですから。

とはいえ、みんながみんな作家や陶芸家のように働けるわけではありません。むしろ、ほとんどの人が組織の中で、チームを組んで仕事をやります。そのときに、マインドフルな状態を保ちつつ仕事をするのは難しいことです。

だから、グーグルやアップルなどの企業がマインドフルネスに興味を持つのは当然の帰結といえます。

子どもはみんなマインドフルネスを経験している

では組織の中でマインドフルネスを発揮しながら、創造的に仕事をするにはどうしたらいいでしょうか。

僕も組織で働いた経験がある人間なので、会議やルール、文書などが必要なこともわかります。問題なのは、必要がないときでも、そういう組織的な考えが自分に身についてしまっていることです。

一人でアイディアを考えている段階で、組織的な考えが必要のないときでも、その考えが染みついていると、どうしても創造的になれません。そういうときは、自分にひっついている組織のマインドセットを剥がしていくしかありません。

自分と対象があって、それ以外のことは関係がないと思って向き合うのです。事務的なことは後になって生じてくるけど、その場では必要ないと考えましょう。

最近、ガーデニングが流行っていますが、ガーデナーの植物への向き合い方はマインドフルネスの典型です。

ガーデナーは、植物と対話しながら――自分と植物という対象しかない状態――黙々と手入れをして最終的に創造的な庭を作り上げていくからです。自分の無意識を耕していくという感覚に近いのではないでしょうか。

子どものときは誰でも、時間を忘れるくらい没頭して遊んでいるという、マインドフルな状態を経験しています。そのときのことを思い出して、常に子どものころに戻っていけばいいのだと思います。

リラックスしているけれど集中している状態

４章でも書いた通り、マインドフルネスの基となった考えは、仏教の瞑想からきており、スティーブ・ジョブズにマインドフルネスを教えたのは、日本の禅僧でした。

しかし、今は欧米から逆輸入される形で日本に入ってきていることを考えると、マインドフルネスが持つ心持ちは、日本人にとっては遠いものになってしまっているのでしょう。少々寂しい現状です。

とはいえ、禅や瞑想が日本人から遠ざかったのには理由があります。現代の日本人は、宗教を敬遠する人が多く無宗教の人が圧倒的です。現代の日本においては、宗教はうさんくさいもの、というイメージがあるのでしょう。そういった背景に加えて、今から約30年前にある事件が起こります。地下鉄サリン事件です。ご記憶の方も多いと思いますが、オウム真理教という新興宗教の信者が、東京の地下鉄に毒ガスの一種であるサリンをまいて多くの人が犠牲になりました。

その事件からオウム真理教の名は全国にとどろき、オウム真理教が教義の売りにしていた瞑想までもが、うさんくさいものというレッテルを貼られることになりました。このことで一層、禅や瞑想はうさんくさいものとして認識されてしまいました。

ところが、マインドフルネスは宗教色を排除する形で発展をとげ、日本に逆輸入されてきました。そのことで私たちは以前よりも抵抗感なく瞑想をはじめとするマインドフルネスを受け入れつつあります。さらに欧米からマインドフルネス的な思想を学ぶことで、私たち日本人が今後どのように生きるべきか、ということの参考になるのではないかと思います。

僕は仕事で、ときどきロサンゼルスに行くことがあります。ただロサンゼルスのような大都市はあまり好きではないので、ロサンゼルスで仕事があるときは近郊のサンタモニカに泊まるようにしています。

サンタモニカでは安いホテルに泊まるのですが、せめて朝ごはんだけは贅沢をしようと、「シャッターズ・オン・ザ・ビーチ」という海沿いの高級ホテルに行きます。海を眺めながらレストランで遅い朝ごはんを食べていると、ハリウッドの映画関係者と思われる人たちが数人集まって、仕事の話をしているところに出くわすこともよくあります。

彼らの格好を見ると、ジャケットにネクタイという人はおらず、みんなポロシャツにチノパンなどのラフな姿でリラックスした雰囲気を醸し出しています。ところが、聞こえてくる話は、キャスティングはどうする？　予算はどうする？といったシビアな話です。彼らのリラックスしつつも、真剣に話し合う姿を見ていたら、生産性の高い仕事というのは、こういうマインドフルな場から生まれるのだなと感心しました。

誤解のないように言い添えておくと、高級ホテルだからマインドフルな場が生まれるという意味ではありません。**最高のパフォーマンスは、リラックスしているけれども集中している状態のときに生まれる**と言いたかったのです。

カナダのバンクーバーで開かれるTEDが主催している大規模な講演会の雰囲気も「シャッターズ・オン・ザ・ビーチ」のときと似ています。講演者やスタッフは、みんなラフな格好をしていますが、クリエイティブな独創性を徹底的に追求している。

日本でこの手の大規模な講演会などがあると、ジャケットを着てネクタイをしめた人たちが大勢いますが、暇そうに突っ立っているだけで何もしていないという光景をよく目にします。TEDの会場にいる人たちは、みんなが現場で集中しています。そもそも日本とTEDとでは仕事に対するアプローチの仕方が違うのでしょう。

日本にもTEDのような雰囲気の場がもっと増えれば、自然にマインドフルネスの考えが広まるのではないかと思いますが、なかなか難しい。組織全体が変わるのを待っていては時間がかかる。それならば個人から変わるしかないと思います。

周りがマインドフルネスではない人たちばかりでも、一人だけでもマインドフルネスな人がいれば風穴は開けられるはずです。

相手が何を感じているのかを感じ取るだけでいい

僕の知り合いの話なのですが、母親がどうしても自分の母校に娘を入れたいからと、中学受験をさせてあるお嬢様学校に入学させたそうです。でもその子にとっては、そのお嬢様学校は息苦しかったようで、そのまま行けばよっぽど成績が悪くない限りエスカレーター式で、高校、大学へと進学できたのですが、高校に上がるときにやめてしまって別の高校に進んだと聞きました。

知り合いが言うには、子どもの意見を聞かず、自分の望む人生を子どもに歩ませようとする親は非常に多いというのです。そこには子どもが何を望んでいるかわかっていない——マインドフルネスではない——親子関係があったことがうかがえます。

ではどうすればよかったのでしょうか。

ストレートに子どもの意見を聞くという選択肢もありますが、母親の方にどうしても自分の母校に入ってほしいという思いがある場合、子どもは敏感にそれを察知します。親の期待に応えようとして、自分の本当の気持ちを言えなくなる子もいます。

こういう場合こそ、マインドフルになるべきです。子どもが何を感じているのかに普段から注意を向けて生活し、相手が思っていることを感じようとすればいいのです。そしてその過程で、悲しいと思っているのか、嫌だと思っているのか、などをなんとなく感じたら、そのときこそ「お母さんの母校に入るのは嫌かな？」と聞いてみましょう。きっと子どもは正直に答えてくれます。

このことは、親子関係に限らずさまざまな人間関係に応用できます。たとえば、カップルだったら今、相手は何を求めているのかを感じ取れればうまくいきます。

俳優の石田純一さんは、すごく女性にモテます。以前、『週刊文春』でエッセイストの阿川佐和子さんと石田純一さんが対談をする記事を読みました。その中で阿川さんが石田さんに対して「石田さんは、どうしてそんなにモテるんですか？」と聞いて、石田さんは「女の子にはね、そうなんだ、それで？　ってきちんと聞いてあげることが大切なんですよ」と答えているところがありました。

女性は男性に話をするとき、ただ受け止めてほしいだけなんですよね。それを男性は勘違いしてアドバイスをしようとしたりする。けれども、ただ相手の気持ちを感じて相づちを打ってあげればいいだけなのです。

他人に対して感じる力がある人は、自分に対しても感じる力があります。逆にいうと、自分自身のことさえよくわかっていない人は、他人の心など理解できるわけがない。

本来、マインドフルネスとは自分自身の声に対して一番、耳を傾けるべきなのです。たとえば自分が疲れているな、と感じたら「疲れているの？」「イライラしているの？」「悲しいの？」と問いかけてあげましょう。そして「疲れていると感じている自分がいる」とメタ認知できれば、それだけで心が落ち着きます。

大事なことは口に出してはいけない

1章でマインドフルネスとは、さまざまな経験を積んだ人が、そこから本当に必要な要素以外をどんどん捨てていった先にあること、いわゆる断捨離に近い考えだと述べました。

一度手に入れたものを手放した先にあるのがマインドフルネスです。

たとえば田舎に住んでいる人が、東京に出てみたいという思いを秘めてもんもんとしているとします。ただ、事情があってなかなか東京に出てくるのが難しい。そういう場合は東京に出るという以外のことで何かを見つければいいのですが、それでも東京に出たいという気持ちが残ってしまう場合がある。

そのような場合は、いつまでも東京へのあこがれを捨てきれないため、今の生活に不満が募ってしまいます。それならばいっそ、事情が解決したあとか抱えたままでもいいので、一回東京に出てみる。すると、「あ、東京ってこんなものか」と思うものです。その後田舎に帰ったあとは、案外「自然体」で生きていけるものです。マインドフルネスはこの感覚に近いかもしれません。

ですから、マインドフルネスになりたかったら、なんでも経験してみることをお勧めします。

また大事なことは口に出して言わない、というのもマインドフルな生き方です。

「無記《むき》」という言葉があります。仏教において、釈迦がある男の問いに対して回答を避けたことをいいます。ある男が釈迦に「この世界は、どうなっているのか？」「霊魂は存在するのか？」「死んだらどうなるのか？」と聞く。釈迦は「私はそのような質問に対しては答えない」と応じる。

釈迦は「目の前に毒矢が刺さって苦しんでいる男がいるときに、その矢はどこから飛んできたのか、誰が放ったのか、毒は何なのか、それらを詮索しても仕方がない」と言いました。それよりも、男の苦しみを解いてあげることの方が大切だと。

霊魂があるか、死後どうなるか、どうして我々はここにいるのかという問いに対しては、「無記」を貫く。これが仏教の根本思想であり、その思想を受け継いだのがマインドフルネスの思想でもあります。

小津安二郎《おづやすじろう》監督の映画に『東京物語』という作品があります。戦後変わりつつある家族の関係を冷徹な視点で描いた傑作です。

尾道《おのみち》に暮らす老夫婦が、20年ぶりに上京し、成人した子どもたちの家を訪ねます。しかし、みなそれぞれの生活に精一杯であまり相手にしてはもらえません。

笠智衆が演じる老父は、そんな子どもたちの仕打ちに対しても一切何も言いません。「ああ、そうかい」「いやあ、いそがしいのは結構だから」といつもにこにこ笑っています。ところが、旧友に会ったときに、老父の口から思わぬ言葉が飛び出します。「わしもあんた、東京出てくるまでは、もすこし息子がどうにかなっとると思うとりました。それがあんた。場末のこまい医者でさ」と言う。

諦念《ていねん》と慈愛《じあい》を絵に描いたような老父の中には、冷たい刃のような気持ちが隠れていたわけです。人間というのは複雑で目に見えるものがすべてではありません。しかし一方で、すべてを外にあらわす必要もないのだとも思いました。

フロイトが言ったように「どんな人の無意識の中にもどろどろした感情がある。自分の気持ちのうち、何を外に出し、何を出さないか。そこには人間の聖なる選別があり、魂の尊厳がある」と。小津安二郎はそのことをわかっていたのだろうと思います。

大切な問いや思いを内に秘めたまま、日々を生きる「無記」の思想、ひいてはマインドフルネスの思想は、私たちにとってかけがえのない叡智《えいち》になりうるのではないでしょうか。

こんまりこと近藤麻理恵さんの著書『人生がときめく片づけの魔法』が、アメリカをはじめとする欧米で、社会現象を引き起こすほどの大ヒットとなりました。それに続くヒットになるのではないかと言われているのが「ＩＫＩＧＡＩ」という概念。

「ＩＫＩＧＡＩ」とは、「生きがい」のことですが、欧米には生きがいのような思想はないそうです。そもそも欧米人は「神様から与えられた使命を果たすため」といったキリスト教的な価値観で生きているため、日本人的な生きがいという概念がとても新鮮にうつるらしいのです。

『人生がときめく片づけの魔法』も「ＩＫＩＧＡＩ」も、日本的なスピリチュアルなところが受けているといわれています。たとえば、『人生がときめく片づけの魔法』ではモノを捨てるときは、「ありがとう」と言ってからゴミ箱に捨てる。「ＩＫＩＧＡＩ」の場合は、生きる理由を追究している。これが仏教的思想につながると思われているようです。

自分の人生の生きがいを追究することは、人生に対するマインドフルな態度にもつながってきます。といっても、大げさなことではありません。マインドフルネスとは、「今、ここ」で起こっているどんな些細なことにも注意を向けて、冷静に観察しその中に幸せを見つけ出す心の在り方だからです。

ですから「ＩＫＩＧＡＩ」はささやかなものでいいのです。「ＩＫＩＧＡＩ」は、「あなたが毎朝起きる理由」と訳されています。朝起きて、生きる意欲がわくようなものがあれば、生きがいのある幸福な人生なのです。そしてそれは、繰り返しますがささやかなものでいい。

僕の朝起きる理由は、コーヒーを飲みながらチョコレートを食べること。何か面白いメールやツイッターがきていないかなと思うことなどです。もちろん、「意識の謎」を解明するというささやかではないことも入っています。

いろいろな生きがいが集まって、それが裾野となって、だんだんと積み重なっていって生きる意欲がわいてくるのでしょう。

そう思うと、マインドフルネスは幸せに生きるための裾野のひとつひとつをしっかりと支えているものといえるのではないでしょうか。

※本書は、２０１７年６月に、世界文化社より刊行された『脳を鍛える茂木式マインドフルネス』を新書化したものです。

参考文献

『キラーストレス――心と体をどう守るか』（ＮＨＫ出版新書）
『心を整えれば、シンプルに生きられる』（三笠書房王様文庫）

茂木健一郎（もぎ けんいちろう）
1962年東京都生まれ。脳科学者。ソニーコンピュータサイエンス研究所シニアリサーチャー。東京大学理学部、法学部卒業後、同大学大学院理学系研究科物理学専攻課程修了。理学博士。理化学研究所、ケンブリッジ大学を経て現職。専門は脳科学、認知科学。「クオリア」をキーワードとして脳と心の関係を研究している。『脳と仮想』（小林秀雄賞）、『今、ここからすべての場所へ』（桑原武夫学芸賞）、『脳とクオリア』など著書多数。

扶桑社新書 424

心が楽になる
茂木式マインドフルネス

発行日 2022年3月1日　初版第1刷発行

著　　者………茂木 健一郎
発 行 者………久保田 榮一
発 行 所………株式会社 扶桑社
〒105-8070
東京都港区芝浦1-1-1 浜松町ビルディング
電話 03-6368-8870（編集）
03-6368-8891（郵便室）
www.fusosha.co.jp

DTP制作………Office SASAI
印刷・製本………中央精版印刷株式会社

Printed in Japan　ISBN 978-4-594-09103-3